Reinhold Dey / Norbert Ney

Sauna

Gesund schwitzen und entspannen

Gezielte Entschlackung über
die Haut zur Vorbeugung von
Krankheiten, für mehr
befinden und natürlic
Schönheit

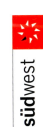

Inhalt

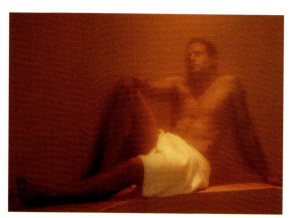

Die Sauna bietet Raum für Muße und Entspannung.

Vorwort 4

Die Sauna – Ursprung und Geschichte 6

Finnland – Wiege der Saunakultur 6

Was die Sauna von anderen Bädern unterscheidet 11

Der Siegeszug der Sauna in Europa 15

Rund ums Saunabaden 22

Was ist Saunabaden? 22

Die finnische Sauna 23

Wer geht in die Sauna? 29

Gesund bleiben durch Saunabaden 34

Wie die Sauna auf Körper und Seele wirkt 34

Körperlichen Beschwerden durch Saunabaden vorbeugen 43

Gesundheitsstörungen heilen 49

Wie Sie Risiken in der Sauna vermeiden 56

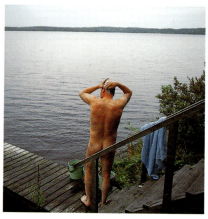

Abkühlungsphase am romantischen See.

Inhalt

Praktische Tips für das Saunabaden 60

Saunabaden – (fast) für jeden geeignet 60

Wie man richtig sauniert 65

Nützliche Utensilien für die Sauna 72

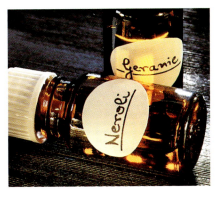

Körperpflege mit ätherischen Ölen ist beim Saunabaden besonders wirksam.

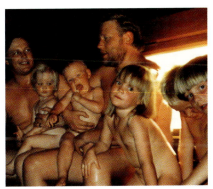

Saunabaden ist für die ganze Familie geeignet.

So bauen Sie Ihre eigene Sauna 86

Was Sie zum Saunabau alles brauchen 86

Entscheidend – die richtige Planung 90

Über dieses Buch 95

Register 96

Duft und Pflege im und nach dem Saunabad 76

Was dem Körper zusätzlich hilft 76

Ätherische Öle in der Sauna 76

Sanft pflegende Massageöle 82

Von Kopf bis Fuß gepflegt 84

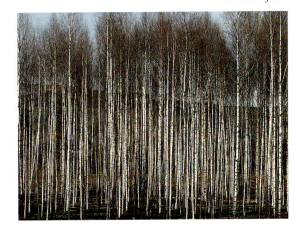

Birken prägen die finnische Landschaft.

Vorwort

Sauna – dieses finnische Wort ist längst Bestandteil unseres Sprachschatzes und zum Inbegriff für die Entspannung vom Alltagsstress geworden. Nicht nur weil man sich für ein normales Saunabad mindestens zwei Stunden Zeit nehmen sollte, sondern weil Sauna und Hektik eben nicht zusammenpassen. Es bedarf natürlich ein wenig Planung, das Schwitzbad in sein persönliches Erholungsprogramm einzubauen.

Die wohlige Wärme auf der Haut zu spüren, die sich durch den ganzen Körper zieht und sich sofort entspannend auf die Muskeln sowie die inneren Organe auswirkt und dazu noch die Seele verwöhnt, die Wohltaten dieses Vergnügens haben sich inzwischen auch hier zu Lande herumgesprochen. Dabei nutzen nicht mehr nur Sportler die Sauna für die Erholung nach ihren Aktivitäten. Wie in ihrem Ursprungsland Finnland besucht man auch in unseren Breitengraden die Sauna, um sich zu entspannen und gründlich zu reinigen.

So mancher hat dabei seine anfängliche Scheu vor dem heißen Schwitzraum und dem anschließenden kalten Abguss oder dem Kaltwasserbad überwinden müssen. Wer aber ein paar Mal in die Sauna gegangen ist, der möchte auf die vielfältigen angenehmen Auswirkungen auf Körper und Seele fortan nicht mehr verzichten.

Sauna ist Lebensqualität

Sicher, wir können das finnische Idyll einer Sauna, die in einer kleinen Blockhütte aus Holz direkt an einem der zahlreichen finnischen Seen oder Flüsse steht, nicht nach Deutschland zaubern. Aber einen kleinen Teil dieser Lebensart können auch wir in einer öffentlichen Sauna oder in einer Heimsauna genießen. Rund 80 Prozent der Bevölkerung dieses nordischen Landes mit seinen langen Wintern unter der Mitternachtssonne gehen regelmäßig in die Sauna – vier Millionen Finnen können einfach nicht irren.

> Die Sauna ist natürlich kein Jungbrunnen, aber sie ist doch weit mehr als ein Schwitzkasten. Richtig angewendet härtet sie ab gegen Infektionen, verschönert die Haut, verbessert die Kondition und steigert – ganz nebenbei – das allgemeine Körper- und Lebensgefühl.

Wohltat für Leib und Seele

Dieses Buch will Ihnen einen kleinen Überblick geben über die Entstehung der Sauna und ihren Siegeszug in den verschiedensten Ländern. Zudem erfahren Sie, wie eine Sauna aufgebaut ist, was sie von anderen Bädern unterscheidet und deshalb unverwechselbar macht.

Dieser Ratgeber will Ihnen natürlich auch die vielfältigen positiven Auswirkungen des Saunabades auf das körperliche und seelische Wohlbefinden erklären. Wenn Sie regelmäßig die Sauna besuchen, dann können Sie vielen körperlichen Beschwerden vorbeugen, da Sie Ihr Immunsystem stärken und Ihren Körper entschlacken. Aber auch zahlreichen organischen und seelischen Störungen können Sie mit einem entspannenden Saunabad zu Leibe rücken. Wenn Sie die Sauna richtig dosieren und anwenden, sind unerwünschte Nebenwirkungen nicht zu befürchten.

Entspannen und entgiften

Die Sauna ist für fast jeden Menschen ein probates Mittel, um die eigene Gesundheit zu fördern. Es gibt nur einige wenige Krankheitsbilder, bei denen Sie ganz oder doch bedingt darauf verzichten müssen. Dieser Ratgeber zeigt Ihnen, wie Sie Ihr Saunabad richtig durchführen und welche nützlichen Utensilien Ihren Saunabadespaß noch vergrößern. Auch wurden ein paar ätherische Öle für den Aufguss zusammengestellt, die sich besonders für die Sauna eignen und ihre entspannende und entgiftende Wirkung unterstützen. Um das finnische Schwitzbad zu einem rundum erholsamen und Ihre Kräfte regenerierenden Vergnügen zu machen, können Sie zusätzlich sich selbst oder Ihren Partner mit einer wohl tuenden Massage verwöhnen. Auch die Schönheits- und Körperpflege sollte nicht zu kurz kommen: Nach der Sauna ist die Haut besonders aufnahmebereit für kleine Extras wie Einreibungen mit duftenden Pflanzenölen oder eine nährende Gesichtspackung.

Sollten Sie zu guter Letzt auf den Geschmack gekommen sein und sich eine Sauna in Ihr Haus einbauen wollen, dann finden Sie im Schlussteil dieses Ratgebers einige nützliche Hinweise und Adressen. Doch gleichermaßen, ob in der öffentlichen Sauna oder daheim, viel Vergnügen beim Schwitzen und Abkühlen in der Sauna!

Gut vorbereitet und mit etwas theoretischem Wissen ausgerüstet werden Sie das Saunabaden noch mehr genießen und seinen Erholungseffekt erleben. Wer nach den ersten Erfahrungen aufgibt, hat sich meist nicht gründlich informiert und durch Unkenntnis den Organismus überlastet.

Die Atmosphäre beim Saunabaden spielt eine große Rolle dabei, ob man wirklich ein wenig dem Alltag enthoben wird und auch innerlich abschalten kann. Wenn Sie schon nicht in großartiger Landschaft unter der Mitternachtssonne Ihr Schwitzbad genießen können, so ist es doch möglich, durch schöne und ausgewählte Utensilien und Pflegemittel den Saunagang zu einem alle Sinne ansprechenden Erlebnis zu machen.

Die Sauna – Ursprung und Geschichte

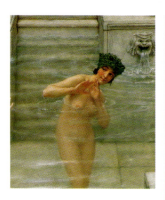

Die Lieblingsbeschäftigung im alten Rom: Baden im Frigidarium (Abkühlungsraum) eines Thermalbades.

Es ist nicht verwunderlich, dass sich die Menschen im hohen Norden zuerst und auch am dauerhaftesten mit der Saunaidee anfreundeten. Der lange dunkle Winter und die raue Natur erforderten ein hohes Maß an Abhärtung und weckten ein starkes Bedürfnis nach anhaltender Wärme, die den ganzen Körper durchzieht.

Finnland – Wiege der Saunakultur

Wann die Menschen in der klirrenden Kälte des hohen Nordens auf die Idee kamen, sich in Erdlöcher mit ein paar heißen Steinen zu setzen und diese mit Wasser zu begießen, nach einigen Minuten kräftig zu schwitzen und sich anschließend im eiskalten Schnee zu wälzen, ist heute nicht mehr nachvollziehbar. Sicher ist jedoch, dass das finnische Wort »Sauna« so alt ist wie der oben beschriebene Vorgang.

Sauna heißt in der vorlappischen Sprache »savne« und bedeutet so viel wie ein in eine Schneewehe gegrabenes Loch, in dem die Rentierhirten während eines Schneesturms Unterschlupf suchten. In einem anderen lappischen Dialekt fanden Sprachforscher das Wort »suownje«, das Schnee- oder Erdgrube bedeutet und im übertragenen Sinn also für die in eine Erdgrube eingelassene Wohn- und Badestube steht. Solche Erdsaunas gibt es übrigens auch heute noch in Finnland.

Asiatischer Ursprung

Obwohl häufig Finnland als Herkunftsland der Sauna angenommen wird, entstand die »Ursauna« wohl zuerst in Asien. Wandernde Völkerscharen brachten dann den Brauch des gesunden Schwitzens nach Nordeuropa und Nordamerika. Dass in diesen Ländern Saunas gebaut werden konnten, während die Eskimos der arktischen Region, die sich über die heißen Schwitzstuben sicher auch gefreut hätten, ohne sie auskommen mussten, hat einen einfachen Grund: Holz. Die ausgedehnten Wälder Finnlands und Russlands boten genügend Brennmaterial, um die für die Sauna notwendigen Steine zu erhitzen und durch Wasseraufgießen den gewünschten Effekt zu erzielen.

Sauna – mehr als nur Schwitzen

Die ersten Aufzeichnungen über die Sauna findet man in den Inventaren von Pfarreien und Herrenhäusern der finnischen Städte Kalanni (1411), Hanko (1536), Ekenäs und Pori (ab 1500). Es wird jedoch angenommen, dass die Sauna schon zu früheren Zeiten benutzt wurde.

Den Zeugnissen des Professors Micael Wexionius, die um 1650 in Turku gedruckt wurden, verdanken wir eine genauere Kenntnis darüber, wie es um diese Zeit in finnischen Saunas aussah und was sich dort abspielte. In früheren Zeiten diente die Sauna zu mehr Zwecken als nur dem Aufwärmen und der Hygiene oder Reinigung des Körpers. Damals wurde sie als Mehrzweckraum genutzt, in dem gleichzeitig Flachs und Malz getrocknet, Fleisch geräuchert und kranken Menschen heilende Kompressen verabreicht wurden. Außerdem setzten Ärzte und Barbiere ihren Patienten in den Schwitzräumen Schröpfköpfe, da das Blut in der Hitze leichter zirkulierte.

Auch konnte man sich dort nach einem harten Arbeitstag massieren lassen – was heute wieder von Ärzten empfohlen wird. Denn nach dem Saunagang ist die Muskulatur besonders weich und locker.

Auch in Deutschland findet man noch vereinzelt auf dem Land bei Bauernhöfen uralte Badestuben, die ganz ähnlich wie die traditionelle finnische Sauna konstruiert sind. Im Lauf der Jahrhunderte wurden sie meist umfunktioniert und zum Rösten von Malz oder zum Dörren von Obst benutzt.

Das Baden in römischen Dampfbädern entwickelte sich zu einem entspannenden, körperpflegenden und geselligen Ereignis. Die Behandlung mit Zweigwedeln erhöht den Effekt der feuchtheißen Luft, da die isolierende Luftschicht auf der Haut verwirbelt wird. Kaltwasseranwendungen erleichtern den Aufenthalt in dieser den Kreislauf belastenden Atmosphäre.

Die Sauna – Ursprung und Geschichte

Die Sauna als Entbindungsraum

Durch die hohen Temperaturen der Sauna bis zu fast 100 °C entsteht ein zwar nicht völlig keimfreies, aber doch von vielen Krankheitserregern gereinigtes Klima. Deshalb braucht man sich auch in der öffentlichen Sauna trotz ständig wechselnder Besucher vor einer Infektion kaum zu fürchten.

Die (natürlich nicht voll geheizte) Sauna war auch der Ort, an dem viele kleine Skandinavier das Licht der Welt erblickten, denn hier war die Entbindung für Mutter und Kind deutlich angenehmer als zu Hause. Auch wenn die Medizin damals noch nicht die Beweise dafür liefern konnte, war den Eltern und den Geburtshelferinnen intuitiv bewusst, dass das Klima in der Sauna das Neugeborene vor Kälte und Krankheitserregern und die Mutter vor dem Ausbruch des gefürchteten Kindbettfiebers schützte. Heute ist es medizinisch untermauert, dass die geringere Kinder- und Wöchnerinnensterblichkeit den Entbindungen in der Sauna zu verdanken war.

Auch nach der Geburt wurden die Babys täglich für einige Minuten in die Sauna gebracht, um sie dadurch für die eiskalten Winter im hohen Norden abzuhärten. Dabei wurden die Neugeborenen »in der heißen Sauna mit Birkenquasten massiert, bis sie rot wie Safranleder waren«, wie uns Wexionius berichtet.

Nicht zuletzt diesen Überlieferungen verdanken die Finnen bis heute in Mitteleuropa den Ruf eines etwas exzentrisch gestimmten Volkes, das sich gut gelaunt im kältesten Frost Eiswasser über die heißen Köpfe gießt. Dabei stellt dieses Verhalten natürlich nur das Extrem eines aus medizinischer Sicht erwiesenermaßen gesunden Vorgangs dar. Durch die allmähliche Gewöhnung des Körpers an starke Temperaturunterschiede härtet man sich gegen die Unbill des manchmal unmenschlich harten Klimas ab.

Die Sauna in der Holzhütte

Drei aufeinander folgende Eiszeiten haben in Finnland 60 000 Seen hinterlassen, als sich die kilometerdicke Eisschicht endlich vom damaligen Urgebirge zurückzog. Da das Schmelzwasser aus den Mulden im Fels nicht ablaufen konnte, entstand hier die größte Seenplatte Europas.

Bei der Sauna im Erdloch, jener Urform, die ganz zu Beginn angesprochen wurde, ist es im Lauf der Entwicklung des Schwitzbades natürlich nicht geblieben. Heute versteht man in Finnland unter einer Sauna ein eigenständiges, immer aus Holz gebautes Häuschen. Dieses befindet sich im Idealfall am Ufer eines der zahlreichen Seen der Finnischen Seenplatte oder an der Ostsee. Von dem Häuschen aus führt meist ein Steg ins Wasser, in dem man sich nach dem Saunagang abkühlen kann.

Abhärtung durch jähe Temperaturwechsel

Genau genommen handelt es sich bei einer Sauna um einen Raum oder ein Gebäude, in dem man in der durch einen Saunaofen erzeugten Wärme ins Schwitzen gerät. Um die Luftfeuchtigkeit in dem heißen Raum konstant zu halten und den Kreislauf zu schonen, nimmt man währenddessen Aufgüsse mit wohlriechenden Essenzen auf die heißen Steine vor. Sauna ist eine ganz besondere Art, seinen Körper zu reinigen und zu pflegen und strahlt auch auf das seelische Wohlbefinden aus. Denn die angenehme Wärme, die den Körper beim Saunabad durchflutet, wirkt nicht nur positiv auf zahlreiche Körperfunktionen und sorgt dafür, dass Giftstoffe und Schlacken aus unserem Körper ausgeschieden werden, sondern entspannt auch den Geist und löst den Alltagsstress.

Ein finnisches Alltagsritual

Wenn man die unterschiedlichen positiven Einflüsse eines Saunabades auf Körper und Seele bedenkt, dann verwundert es nicht, dass sich das Saunabaden nicht nur in Finnland, sondern auch in anderen Ländern, besonders in Deutschland, großer Beliebtheit erfreut. Doch in Finnland bedeutet Saunabaden noch mehr. Es ist zu einem nicht mehr wegzuden-

In der öffentlichen Sauna dürfen Aufgüsse, wenn überhaupt, nur in Absprache mit den Mitbadenden gemacht werden. Der plötzliche Schwall heißer, feuchter Luft, der dadurch entsteht, bekommt nicht jedem. Oft wird der Aufguss auch vom fachkundigen Bademeister durchgeführt.

Eine ursprünglichere Form der Heißluftanwendung ist das Schwitzen in der finnischen Erdsauna – das Heizen erfolgt mittels im Feuer aufgeheizter Steine.

Die Sauna – Ursprung und Geschichte

kenden Bestandteil der finnischen Gesundheitskultur geworden. Saunabaden gehört so zu den elementaren Bestandteilen des Alltags wie Essen und Trinken. Die ganze Familie und auch Freunde nehmen an dem geselligen Vergnügen teil. Angesichts der Tatsache, dass heute jeder dritte Finne seine eigene Sauna besitzt, könnte man von ihr fast als einem Teil des finnischen way of life sprechen.

Kulturschock »Sauna«

Für die Reisenden, für die in den vorigen Jahrhunderten eine Finnlandreise noch einer Expedition gleichkam, war das Phänomen »Sauna« immer eine Beschreibung in ihren Reisetagebüchern wert. So finden sich viele anschauliche und belustigende Schilderungen der ersten Begegnung mit einer Sauna in den Reiseberichten zahlreicher Finnlandreisender aus verschiedenen europäischen Ländern. In ihnen wird immer wieder die große Verwunderung ausgedrückt, wenn der Autor das erste Mal einen nackten Finnen zu Gesicht bekam, der aus einem dampfenden Bad ins Freie stapfte, um sich in frostiger Kälte an der frischen Luft abzukühlen und, um noch eines darauf zu setzen, hinterher vielleicht noch ein Bad in einem eisig kalten See nahm, bevor er wieder in der aufgeheizten Schwitzhütte verschwand.

Ein schönes Beispiel dafür stellt die Beschreibung des Italieners Giuseppe Acerbis dar, der im 17. Jahrhundert Finnland bereiste und über die Saunagewohnheiten der Finnen Folgendes festhielt:

»Kommt ein Reisender gelegentlich durch ein abseits gelegenes Dorf, während die Bauern gerade beim Baden sind, und braucht er ihre Hilfe, verlassen sie das Bad, um sein Pferd vor- oder auszuspannen, gehen Heu holen oder verrichten sonst etwas, ohne auch nur daran zu denken, etwas anzuziehen. Alles dies, während der Reisende trotz seiner Pelze steif vor Kälte ist und es nicht wagt, sogar mehr abgehärtete Körperteile der direkten Berührung mit der kalten Luft auszusetzen.«

Wer aber selbst öfter die Sauna besuchte und sich an das Ritual gewöhnte, fand kaum noch die richtigen Worte, um seiner Begeisterung den nötigen Ausdruck zu geben.

Auch in unserem Jahrhundert haben sich immer wieder Schriftsteller und Dichter vom urwüchsigen Erlebnis eines Saunabesuchs in Finnland anregen lassen. Eine der kurzweiligsten und anschaulichsten Schilderungen ist wohl »Unter Dampf gesetzt« von Siegfried Lenz, dem bei seiner Saunaeinladung nicht einmal die heftige Bearbeitung mit Birkenreisern erspart blieb.

Was die Sauna von anderen Bädern unterscheidet

Das Klima in einer Sauna ist heiß und trocken. Doch nicht jeder Raum, in dem solche Bedingungen vorherrschen, ist deshalb eine Sauna. In den verschiedenen Regionen Europas waren zu unterschiedlichen Zeiten bestimmte Formen heißer Bäder populär und wurden teilweise in leicht geänderter Form den jeweiligen klimatischen Bedingungen und gesellschaftlichen Konventionen angepasst. So gab und gibt es römische, russische, türkische und irische Bäder, Dampf- und Steinschwitzbäder, heiße Quellen und eben die finnische Sauna.

Heiße Quellen

Unser blauer Planet Erde ist in seinem Inneren glühend heiß. Diese Hitze tritt manchmal in gewaltigen Lavaströmen aus den Vulkanen an die Oberfläche und kann Verheerungen über ganze Landstriche bringen. Sie kommt der Gesundheit der Menschen aber auch an einigen Orten

Wachsende Beliebtheit gewinnt neuerdings auch das Dampfbad, in dem es ungefähr nur halb so heiß ist wie in der Sauna. Dafür wird man von feuchten Nebelschwaden umwallt, die häufig mit ätherischen Ölen angereichert sind. Durch die hohe Luftfeuchtigkeit kann die Wärme aber recht belastend für den Kreislauf werden.

Aufgrund der strikten Moralvorstellungen wurde das Baden im 17. und 18. Jahrhundert nach Geschlechtern getrennt, was sich bis ins 20. Jahrhundert gehalten hat. Heute gibt es auch die Möglichkeit »gemischt« zu saunen.

Die Sauna – Ursprung und Geschichte

Ein Kuraufenthalt in einem Thermalbad war um die Jahrhundertwende für das europäische Bürgertum ein fester Bestandteil des Gesellschaftslebens. Ganze Stadtviertel mit Vergnügungseinrichtungen und Parks entwickelten sich um die heilkräftigen Quellen. Um sich während des vom Kurarzt verordneten Bades nicht zu langweilen, gab es sogar schwimmende Schachbretter, auf denen manch spannende Partie ausgetragen wurde und die man noch heute z. B. im Budapester Széchenyi-Bad finden kann.

in Form von wärmespendenden und wohltuenden heißen Thermalquellen zugute. Diese können eine Temperatur von bis zu 75 °C erreichen.
Das Wasser in solchen Quellen weist teilweise einen besonders hohen Gehalt an gelösten Mineralien und Biostoffen auf, die sich positiv auf den menschlichen Organismus auswirken. Mancherorts ist das Quellwasser so heiß, dass es erst auf eine angenehme Badetemperatur herabgekühlt werden muss. Von diesen Quellen ging auch die Angewohnheit des Menschen aus, sich in sehr warmem Wasser zu baden, wie dies beispielsweise in Japan und Korea seit langer Zeit Tradition ist und teilweise zu religiösen Riten gehört.

Steinschwitzbäder und Saunas

Das so genannte Steinschwitzbad lässt sich sogar bis in die Steinzeit zurückverfolgen. Hierbei wurde in einer Hütte oder in einer Höhle ein Raum durch heiße Steine, die vorher im Feuer lagen, aufgeheizt. Danach wurde Wasser auf den Steinen verdampft und es entstand feuchte Hitze. Diese Urform eines heißen Bades fand übrigens in ganz Nordeuropa und Nordasien Verbreitung.
Die Sauna, das finnische Bad, ist ein trockenes Heißluftbad in einem mit Holz ausstaffierten Raum, der im Gegensatz zum Steinschwitzbad durch unterschiedlich hohe Bänke ein Saunieren in verschiedenen Temperaturzonen zulässt. Als Wärmequelle dienen ebenfalls heiße Ofensteine, die durch den so genannten Aufguss für eine kurzfristige Luftbefeuchtung sorgen. Die Temperaturen in einer Sauna reichen von 70 bis 95 °C. In der Anwendung als Wechselbad erfolgt eine wiederholte Erhitzung mit anschließender Abkühlung an der frischen Luft oder im kalten Wasser.

Vom römischen und türkischen Bad

Das römische Bad unterscheidet sich von den bisher besprochenen Formen von heißen Bädern im Wesentlichen dadurch, dass es nicht mit Ofensteinen beheizt wurde und folglich auch keine Aufgüsse gemacht werden konnten. Vielmehr wurde die Luft im Bad mit Fußboden- und Hohlwandheizungen trocken erwärmt und aufgeheizt. Ausgrabungen wie die im italienischen Pompeji haben ergeben, dass es aber ebenfalls Stufenbänke mit verschiedenen Temperaturzonen gab. Die Anlage von warmen und kalten Wasserbecken deutet darauf hin, dass im römischen Bad Wechselanwendungen von heiß und kalt üblich waren.

Das Hammam (aus dem Arabischen: erhitzen) hingegen, ein türkisches oder arabisches Bad, besteht immer aus mehreren Räumen innerhalb eines massiven Gebäudes. Hier gibt es einen Warmluft- und einen Heißluftraum mit 40 bzw. 50 °C, die durch die aufsteigende warme Luftfeuchtigkeit von geheizten Wasserbecken erzeugt werden. Zur anschließenden Erfrischung des Körpers gibt es mehrere kühlere Räume, in denen auch von Mal zu Mal kälteres Wasser zum Abgießen zur Verfügung steht.

Die Badenden im antiken Pompeji umgaben sich bereits mit einem erstaunlichen Luxus, wie die Ausgrabungen zeigen. Kunstvolle Mosaiken schmückten Böden und Wände der weitläufigen Einrichtungen, in denen die damaligen Bewohner sich nicht nur der Körperpflege widmeten, sondern auch Festgelage veranstalteten.

Das russische Bad

Das Banja, das russische Bad, bestand ebenfalls wie die finnische Sauna aus einer Badehütte aus Holz. In dieser Hütte wurde der Raum durch Ofensteine auf maximal 50 °C aufgeheizt und die Luft durch entsprechend viele Aufgüsse bis zur Bildung von Nebelschwaden mit Wasser angereichert. Im Gegensatz zur Sauna ist es also im russischen Bad kälter, dafür aber feuchter. In der Anwendung sind beide Bäder allerdings gleich. Der Körper wird mehrmals abwechselnd erhitzt und durch kalte Außenluft, Wasser oder Schnee abgekühlt.

Moderne Varianten heißer Bäder

Neben der Sauna haben sich bis heute moderne Varianten der gerade besprochenen Bäder erhalten. So wurde beispielsweise erst im letzten Jahrhundert von zwei Ärzten das so genannte irische Bad oder Feucht-Warmluft-Bad entwickelt. Der Unterschied zu anderen Bädern liegt darin, dass durch eine besondere Frischluftversorgung die Nebeltropfenbildung vermieden wird und dass die Temperaturen mit 50 bis 55 °C etwas höher liegen als bei den anderen Bädern.

Die modernen Dampfbäder

Die viel geringere Wärme in einem Dampfbad erscheint dem Badenden erstaunlicherweise genauso heiß wie die Temperatur in der Saunakabine. Das ist darin begründet, dass auf der Haut durch die hohe Luftfeuchtigkeit keine Verdunstungskälte entstehen kann, die einen Wärmeausgleich schaffen würde.

Das moderne Dampfbad ist dem russischen Bad nicht unähnlich, denn es wird ebenfalls auf 40 bis 45 °C aufgeheizt. Anders ist im modernen Dampfbad jedoch die Art der Beheizung. Durch einen Dampfkessel wird übersättigter Wasserdampf erzeugt und durch Röhren in den Baderaum geleitet, in dem er als sichtbare Schwaden in der Luft hängt. Das moderne Dampfbad wird häufig fälschlich als römisches Dampfbad bezeichnet. Das ist jedoch nicht korrekt, da das römische Bad nicht mit Dampf betrieben wurde, sondern wie die Sauna ein trockenes Heißluftbad war, auch wenn die Temperaturen vielleicht nicht ganz so hoch waren. Eine letzte Variante stellt das so genannte russisch-römische Bad dar, das erst um die Jahrhundertwende in Deutschland entwickelt wurde. Dabei handelt es sich um ein mit mehreren Räumen eingerichtetes Bad, das sich wie das römische Bad aus einem Warmluft- und einem Heißluftraum zusammensetzt, aber auch einen Dampfraum wie das russische Bad mit einschließt. Zusätzlich zu diesen in bestimmter Reihenfolge zu benutzenden Räumen gibt es noch Duschen sowie ein Warmwasser- und ein Kaltwasserbecken, in dem man sich zuvor aufwärmt bzw. anschließend abkühlt.

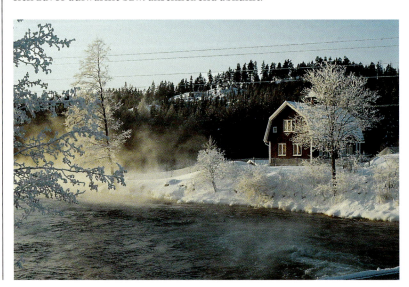

Nordische Kontraste: heißes Saunabaden bei arktischer Kälte.

Von Asien aus um die Welt

Der Siegeszug der Sauna in Europa

Das Schwitzbad als altes Kulturgut

Wie bereits erwähnt, geht die älteste Form des Schwitzbadens bis in die Steinzeit zurück. Über die gesamte nördliche Erdhemisphäre verteilt findet man Zeugnisse davon. Der Grund für die weite Verbreitung dieser Form der Körperreinigung ist recht plausibel: Luft ist leichter zu erwärmen als Wasser, für das man geeignete Gefäße hätte bearbeiten und auf Wanderungen mit sich schleppen müssen.

Ein passender Höhlenraum, eine Grube, eine Hütte oder ein Zelt konnten jedoch ohne großen Aufwand und Mühe in ein Schwitzbad verwandelt werden. Alles was man dazu noch brauchte, waren im Feuer erhitzte Steine und ggf. etwas Wasser für einen Aufguss.

Frühform des Schwitzbades

Diese Form des Steinschwitzbades wurde von den Mongoliden in ihrer innerasiatischen Heimat entwickelt und von dort während ihrer großen Wanderung über die Beringstraße nach Nordamerika mitgenommen. Dabei nahm es seinen Weg auch nach Korea und Japan, wo es bis heute eingesetzt wird. In Nordamerika fand es seine Verbreitung über den ganzen Kontinent bis hin nach Mexiko und Guatemala. Hier diente das Schwitzbad den Ureinwohnern, den Mayas und Azteken, offensichtlich auch rituellen Zwecken. Die aus luftgetrocknetem Lehm erbauten, oft nur für eine Person geeigneten Badehäuschen, wurden nämlich häufig in enger Nachbarschaft zu bekannten Kultstätten gefunden.

Einzelne Stämme der Mongoliden zogen von Asien aus Richtung Westen, und so vermutet man, dass die Finnen, als sie vor rund 2000 Jahren ihre heutige Heimat in Besitz nahmen, das Steinschwitzbad mit im Gepäck hatten. Die Griechen schließlich lernten das Schwitzbad bei ihren Handels- und Kolonialisierungszügen in der Schwarzmeerregion und im östlichen Mittelmeer durch die Berührung mit asiatischen Völkern kennen. Über sie wurde es später nach Rom übermittelt.

> Von nordamerikanischen Indianerstämmen, die schon früh das Schwitzbad für sich entdeckten, ist überliefert, dass sie zu Heilzwecken bestimmte Kräutermischungen auf die heißen Steine streuten. Die sich beim Verschwelen entwickelnden Dämpfe sollten gegen viele Leiden wirksam sein.

Die Sauna – Ursprung und Geschichte

Bäder im alten Griechenland und Rom

Von Herodot, der im 6. Jahrhundert v. Chr. lebte, ist in seinen Historien ein Bericht überliefert (Historien IV, 73–75), der das Schwitzbad bei den Skythen beschreibt. Diese rollten heiße Steine in kleine Zelte, in denen sie dann schwitzten. Die Aufbauten dienten als Vorbild für die griechischen Dampfbäder, die meist in Sportstätten (Gymnasien) und Ringschulen (Palästren) integriert wurden. Besonders beliebt waren sie natürlich bei den Spartanern, die alles für ihre körperliche Abhärtung Nützliche übernahmen.

Die im wahrsten Sinne spartanische Ausstattung der Bäder wurde von den Römern später wesentlich verbessert. Das betraf vor allem die raffinierte Beheizung der Baderäume durch erhitzte Luft, die durch Hohlziegel in Fußböden und Wänden strömte und für die nötige Wärme sorgte.

In der römischen Kaiserzeit zu Beginn der christlichen Zeitrechnung wurden dann öffentlich zugängliche Thermen von unvorstellbarer Pracht und Größe errichtet, um das Ansehen der jeweiligen Kaiser beim Volk zu heben. Das beste Beispiel sind die grandiosen Thermen des Kaisers Caracalla, deren Ruinen noch heute in Rom zu bestaunen sind.

Die Caracalla-Thermen boten 6 000 Menschen Platz und waren mit allem ausgestattet, was das Römische Reich an edlen Materialien zu bieten hatte: Marmor aus Alexandria, kostbare Metallspiegel und silberne Wasserhähne schmückten die Wände. Händler, Masseure, Pastetenverkäufer und Haarkünstler boten ihre Waren und Dienste an. Allerdings war man auch vor Dieben und betrügerischen Glücksspielern nicht sicher.

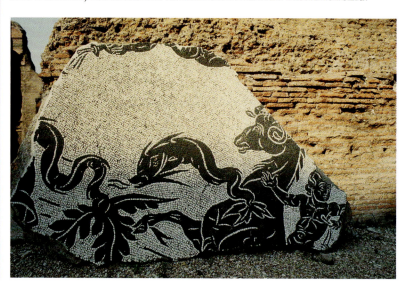

Thermen des Kaisers Caracalla (Rom, Italien) um 212–217 n. Chr. – archäologische Funde erschließen die Vorstellung damaliger Badekulturen. Der Delphin ist wegen seines sagenumwobenen Spielens mit Badenden und der Rettung Ertrinkender ein häufig verwendetes Symbol.

Ausstattung wurde luxuriöser

Der wirtschaftliche Verfall des römischen Reichs und das aufsteigende Christentum bereiteten dieser aufwändigen Badekultur, die darüber hinaus auf eine gigantische Wasseranlieferung über Aquädukte angewiesen war, ein Ende. Stand das Christentum den Bädern anfangs noch aufgeschlossen gegenüber, so wurde diese Einstellung mit zunehmender Frömmigkeit und Prüderie, die sich bis hin zur Verneinung körperlicher Hygieneübungen erstreckte, intoleranter.

Die Fortsetzung der antiken Badekultur

Im Oströmischen Reich setzte sich die Badekultur fort und wurde von den sich von der arabischen Halbinsel aus auf den Orient, Nordafrika und Spanien ausbreitenden Arabern übernommen. Sie verfolgten im so genannten Hammam jedoch einen anderen Zweck als Griechen und Römer: Während diese das Bad schätzten zur Stärkung ihrer körperlichen und geistigen Kräfte, suchten die Araber das Hammam hauptsächlich zur Entspannung auf.

Diese Badekultur wurde dann von den Türken übernommen und, wie zuvor von anderen Völkern auch, in all jenen Gebieten verbreitet, die sie eroberten. So entwickelten sich die Hammams zur Blütezeit des Abbasidenkalifats (9. Jahrhundert) und später auf dem Höhepunkt des Osmanischen Reichs (16. Jahrhundert) von Persien bis nach Marokko und wurden in Spanien und auf dem Balkan eingeführt.

Die Saunabeschreibung des Ibrahim-ibn-Jakub

Dass es trotz des Niedergangs der antiken Badekultur in Mitteleuropa mit den althergebrachten Schwitzbädern weiterging, wissen wir durch den jüdischen Arzt Ibrahim-ibn-Jakub, der in Diensten des Kalifen von Cordoba stand. Er weilte 973 am Hof des deutschen Kaisers Otto I. in Merseburg und besuchte bei den Tschechen auch eine Sauna, was er wie folgt beschrieb:

»Die Slawen haben keine Bäder, aber sie machen ein Gemach aus Holz, dessen Ritzen sie mit Moos verstopfen. In einem Winkel dieses Gemachs

Wer einmal in das geheimnisvolle, durch bunte Glassteine leuchtende Dämmerlicht einer orientalischen Badehalle eintauchen möchte, hat dazu heute noch in Ungarn die Gelegenheit, wo die Türken nach den langen Jahren ihrer Herrschaft zahlreiche Hammams hinterließen, die zum Teil noch in Betrieb sind – auch wenn das Baderitual selbst nur noch wenig mit dem der ursprünglichen Erbauer zu tun hat.

bauen sie einen Ofen aus Stein und lassen darüber ein Licht, um den Rauch hinauszulassen. Wenn der Ofen erhitzt ist, verstopfen sie das Rauchloch und schließen die Tür. In dem Gemach stehen Gefäße mit Wasser, das sie auf die glühenden Steine gießen, so dass Dampf aufsteigt. Jeder hat ein Büschel Heu in der Hand, womit er die Luft bewegt und an seinem Leib reibt. Dann öffnen sich die Poren, der Schweiß tritt heraus, und in Strömen läuft er an ihm hinab.«

Das Schwitzbad im Mittelalter

Für das Mittelalter sind umfangreiche Quellen, vor allem so genannte Saunagesetze, erhalten. Sie zeigen, dass der Besuch im Schwitzbad sehr beliebt war und dass die Angehörigen aller Stände und Zünfte daran teilnahmen.

Um die wehrlosen (und nackten) Besucher der Bäder vor Dieben zu schützen, wurden für solche Saunadelikte von den jeweiligen Städten besonders schwere Strafen verhängt. So weiß man aus der schwedischen Stadt Björkö, dass ein Saunaräuber für jede gestohlene halbe Krone zu einer Buße von 40 Kronen verurteilt wurde. Konnte er diese erhebliche Summe nicht aufbringen, so drohte ihm der Galgen.

Offensichtlich lohnten sich Diebeszüge in der mittelalterlichen Sauna trotz der spärlichen Bekleidung der Besucher. Die Utensilien waren nämlich zum Statussymbol reicher Bürger geworden und oft höchst prunkvoll ausgestattet. 1581 wurde in Rostock von den Behörden sogar ein Höchstbetrag festgesetzt, der die Kostbarkeit der Verzierungen von Bademänteln einschränken sollte.

Der Niedergang der Badekultur

Erst das Aufkommen von Seuchen und das offenkundige Abgleiten der Bademoral, die manche Badestube wie ein Bordell aussehen ließ, führten zum völligen Niedergang des Badewesens in Mitteleuropa. Dass Krankheiten wie die gefürchtete Franzosenkrankheit, wie der Volksmund die Syphilis nannte, in der eigentlich keimabtötenden Umgebung des Schwitzbades gedeihen konnten, lag hauptsächlich an der häufig vorgenommenen »Schröpfung« der Badenden mit ein und demselben Messer. Die Einschnitte in der Haut hatten eigentlich den Zweck, den Körper von Schlacken zu befreien, in Wirklichkeit hat sich dabei wohl manch Ahnungsloser durch diese mittelalterliche Praxis gefährliche Infektionen oder sogar den Tod geholt.

Als gottloses Treiben verdammt

Gegner der Sauna – die Kirche

Die Kirche, der das Treiben in den öffentlichen Badestuben ein Dorn im Auge war, kultivierte zu dieser Zeit das Diktum, dass Nichtbaden und Nichtwaschen Teil eines gottgefälligen Lebens seien. So wurde zur besonders geheiligten Fastenzeit zur Enthaltsamkeit vom Bad geraten oder als Kirchenstrafe sogar ein Verbot ausgesprochen. Während es zur Blütezeit der mittelalterlichen Badestuben am Ende des 14. Jahrhunderts 29 dieser Einrichtungen in Frankfurt am Main gab, waren es in der Mitte des 16. Jahrhunderts nur noch zwei. An den Höfen der europäischen Fürsten kamen daher bald Puder und Parfüm als Ausgleich auf. Diese neue Form der Sittlichkeit stank jedoch gewaltig zum Himmel.

Baden galt als gesundheitsschädlich

In der Barockzeit warnten die Heilkundigen vor den üblen Folgen der Körperreinigung mit Wasser, das dem Menschen die Lebenskraft entziehe und ihn verweichliche. Ähnliches fürchtete man auch von der frischen Luft. Den sich ansammelnden Schmutz auf der Haut betrachtete

Allerdings zog die Kirche auch einen Nutzen aus dem verbreiteten Badewesen: Bei religiösen Umzügen waren der Bader und seine Frau verpflichtet, die Rollen von Adam und Eva zu übernehmen, da sie es schließlich gewohnt waren, nur in sparsamster Bekleidung zu arbeiten. Dass das Baden aber insgesamt immer mehr zur anrüchigen Sitte verkam, zeigt ein Erlass aus Zürich von 1631, der die werbenden Rufe der Saunabetreiber zum Bad für den Weihnachtstag verbot.

Im Mittelalter war die Badekultur frei von jeglichen Zwängen. Baden war ein gesellschaftliches Ereignis.

man als Schutzschicht, die höchstens mit ein wenig Milch oder Wein abgetupft werden durfte. Gegen den Körpergeruch sollte der intensive Gebrauch stark nach Blüten und Gewürzen duftender Essenzen helfen, und die fettige Haarpracht wurde unter üppigen Perücken versteckt oder mit parfümierten Pomaden gesalbt. Natürlich litten die Damen und Herren der Zeit bei dieser Art von Hautpflege unter Pickeln und Pusteln, die man unter dicken Schichten von Reis- oder sogar giftigem Bleipuder verbarg. Ein anderes beliebtes Mittel, um die Unreinheiten zu kaschieren, waren die in Mode gekommenen Schönheitspflästerchen.

Erst nach der Revolution in Frankreich besann man sich mit der gewaltigen Umwälzung aller Wertvorstellungen auch wieder auf hygienischere Maßnahmen zur Körperpflege. Man setzte auf Einfachheit und Natürlichkeit und verbannte die Perücken und die Schminke. Nach und nach wurden auch in Privathaushalten Wasch- und Badeeinrichtungen eingebaut. Allerdings wurden nun die sittlichen Maßstäbe asketisch und strenger: Ein vergnügliches Saunabad nach finnischem Vorbild, womöglich noch unbekleidet in Gesellschaft von anderen, hätte bis ins 19. Jahrhundert hinein als skandalöse Veranstaltung gegolten.

Wie die Sauna nach Deutschland kam

Die erste öffentliche Sauna in Deutschland entstand 1932 in Berlin und wurde von einer Familie betrieben, die vorher lange Zeit in Finnland gewohnt hatte und auf ihr Saunavergnügen im heimischen Deutschland nicht verzichten wollte. Die Verbindung von Sauna und Sport führte auch anderenorts zum Bau kleiner Saunas und von den finnischen Olympiateilnehmern der Spiele von 1936 in Berlin ist bekannt, dass eigens für sie eine Sauna in Döberitz bei Berlin gebaut wurde, die auch danach noch eifrig benutzt wurde. Kurz davor waren schon deutsche Skisportler auf den Geschmack gekommen und hatten im Riesengebirge eine Sauna an einem Bergsee angelegt. Bald folgte ein zweites Schwitzbad in den Alpen, das der damalige finnische Trainer der deutschen Skimannschaft eingerichtet hatte. Angeregt durch deutsche Soldaten, die mit dem Saunabaden in Finnland und an der Nordfront in Berührung gekommen waren, wur-

---

Die Finnen haben einen eigenen Sammelbegriff geprägt für all die Eigenschaften, die sie im Lauf ihrer Auseinandersetzung mit der rauen Natur erwerben mussten. Das Wort »Sisu« umfasst diese Nationaltugenden und bedeutet Härte, Ausdauer, Stehvermögen. Der regelmäßige Saunagang soll erheblich dazu beitragen, Sisu zu entwickeln und zu erhalten.

den in den größeren deutschen Städten bald nach Kriegsende öffentliche Saunabäder eingerichtet und mit steigendem Wohlstand bauten sich auch immer mehr Privatleute ihre eigene Sauna.

Die Sauna in der Neuzeit

Kaum ein Ereignis der Neuzeit hat der Sauna, die in Finnland unberührt von den Entwicklungen in Mitteleuropa blieb, so zum erneuten Durchbruch verholfen wie die VIII. Olympischen Spiele in Paris im Jahr 1924. Der finnische Wunderläufer Paavo Nurmi und sein Landsmann Ritola gewannen an ein und demselben Tag bei glühender Hitze innerhalb von zwei Stunden zwei Gold- bzw. Silbermedaillen. Erst dominierten beide den 5000-Meter-Lauf, danach düpierten sie die Konkurrenz mit weitem Abstand im 10 000-Meter-Querfeldeinlauf, bei dem nur ein Viertel aller Läufer überhaupt das Ziel erreichte.

Die erstaunte Fachwelt fragte sich, was denn die Finnen so viel härter machte als alle anderen teilnehmenden Sportler und stieß dabei auf das Phänomen des Schwitzbades, in Finnland eben schon seit langem unter dem Namen »Sauna« bekannt.

Auch manche Firmen entdeckten bald die positiven Auswirkungen des Saunabadens auf ihre Belegschaft. So gründete die Zigarettenfabrik Reemtsma 1942 in Dresden ein Schwitzbad nach finnischem Vorbild, das bald großen Anklang bei den Beschäftigten fand.

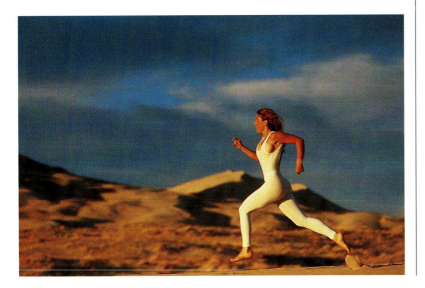

Saunabaden fördert angeblich eine extreme sportliche Leistungsfähigkeit.

Rund ums Saunabaden

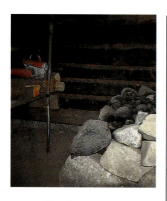

Das Innere einer alten Rauchsauna im Saunadorf Muurame (Finnland).

Noch heute werden im Hochland von Guatemala und Mexiko urtümliche Badehäuschen benutzt, die aus Adobe, das sind luftgetrocknete Ziegel, erbaut sind. Diese Steinschwitzbäder haben nur eine kleine Öffnung, die nach dem Betreten mit Steinen verschlossen wird.

Was ist Saunabaden?

Die Benutzung der Sauna hat sich im Lauf der Zeit in ihrer grundsätzlichen Durchführung nicht verändert. Sie besteht immer noch im zumeist zwei- bis dreimal wiederholten Wechsel zwischen Aufheizen des Körpers in einem heissen Raum, der Sauna, und bewusstem Wiederabkühlen. Es geht also um die kurzfristige starke Erwärmung des Körpers und seine anschließende Abkühlung. Sauna ist ein Wechselbad zwischen Extremtemperaturen, mit dem Ziel, den Körper gegen ein raues Klima abzuhärten und das körperliche Wohlbefinden durch innere Wärme, die durch das Saunabaden entsteht, zu steigern. Gleichzeitig wird auch die seelische Entspannung wirkungsvoll gefördert.

Wiederentdeckung alter Saunatypen

Mit der Umstellung von der Lebensform des Umherziehens hin zur Sesshaftigkeit des Menschen hat sich allerdings die Art der Behausung, in der die Sauna ursprünglich untergebracht war, verändert. Diente früher eine Erdgrube als »Ursauna«, so wurden später Zelte und schließlich Holzhäuser dafür verwendet. Trotzdem gibt es teilweise auch noch die älteren Formen wie die Erdsauna, die in Finnland unter dem Namen »Maasauna« bekannt ist.

Dieser Saunatyp erlebt teilweise sogar eine Renaissance, da sich immer mehr Menschen für die Saunakultur erwärmen, dabei auch auf die traditionelleren Formen stoßen und diese ausprobieren möchten. Dazu gibt es angesichts des großen Interesses zunehmend mehr Möglichkeiten. So wurde in Hamburg unlängst in einem Freizeitpark als besondere Attraktion eine Erdsauna eröffnet.

Die Erdsauna

Die Erdsauna funktioniert denkbar einfach. In eine Erdgrube wird eine steinerne Wanne eingelassen. Darüber setzt man eine Art Holzhaus, das aus Kiefernstämmen gebaut wird. Als Dach werden Baumäste und Zweige verwendet, so dass man den Eindruck bekommt, man säße mitten im Wald in einer Hütte. In einer solchen Erdsauna finden bis zu 15 Personen Platz.

Das Kernstück der Erdsauna stellt der mit Holz befeuerte Ofen an der Stirnseite der Erdgrube dar. Er bewirkt eine Kaminzimmeratmosphäre, die das Besondere an einer Erdsauna ausmacht. Ebenso bemerkenswert ist das trotz der hohen Temperaturen vergleichsweise milde und trockene »Klima« einer Erdsauna im Vergleich zu anderen Saunatypen.

Die Rauchsauna

Aus der Erdsauna entwickelte sich mit der Zeit die ebenfalls noch heute bekannte Form der Rauchsauna. Sie bestand aus einem völlig abgeschlossenen, viereckigen und direkt auf dem Boden gebauten Blockhäuschen. In ihr befand sich ein Ofen ohne Rauchabzug, der vor dem Saunagang geheizt wurde. Da die Bänke natürlich mit Ruß bedeckt waren, kam es in der Rauchsauna weniger auf das »Bad« an, sondern auf das pure Schwitzen. Nachdem man also leicht geschwärzt aus der Sauna stieg, wusch man sich im Anschluss den Schweiß und den Ruß ab und war dann wirklich sauber. Aus dieser Form entwickelte sich die Ofensauna, wie wir sie heute kennen.

Die finnische Sauna

Der Wunsch nach Wärme und Reinigung durch das Schwitzen war der Ausgangspunkt für die verschiedenen Formen von Bädern, die sich im Lauf der Jahrhunderte in den verschiedenen Kulturen herausgebildet hatten, wie im vorigen Kapitel geschildert. Im Wesentlichen stehen sich

---

Ein gefährliches Saunavergnügen stellte die überlieferte Sitte russischer Bauern dar, die mangels einer richtigen Badestube den noch heißen Küchenofen als Schwitzbad benutzten. So mancher musste diesen Leichtsinn mit dem Leben bezahlen, weil er in der übergroßen Hitze ohnmächtig wurde und sich nicht mehr aus dem Ofen befreien konnte.

heute das Dampfbad und die Sauna als die zwei wichtigsten und gebräuchlichsten Formen gegenüber.

Diese beiden Formen des Schwitzbades unterscheiden sich bezüglich der in ihnen herrschenden Temperaturen und Luftfeuchtigkeit. Während im Dampfbad die Temperatur zwischen 40 und 50 °C liegt und es deshalb nur als Wärmebad bezeichnet wird, fängt sie in der Sauna erst in diesem Wärmebereich an. Bei der Luftfeuchtigkeit steht es genau umgekehrt. In der Sauna ist sie gering und liegt im Bereich von 2 bis maximal 60 Prozent relative Feuchte, im Dampfbad beträgt sie bis zu 100 Prozent.

Temperaturunterschiede von 60 °C

Bei einer mit drei Bänken ausgestatteten Sauna, wie sie in Finnland üblich ist, kann man fünf Temperaturzonen unterscheiden:
An der Decke ist die Luft mit einer Temperatur von 95 bis 105 °C am heißesten. Oberhalb der dritten und höchsten Bank ist die Luft 85 bis 90 °C heiß, oberhalb der zweiten und mittleren Bank beträgt die Temperatur 70 bis 80 °C, und oberhalb der ersten und niedrigsten Bank liegt sie bei 60 bis 70 °C. Über dem Fußboden der Sauna ist die Luft relativ am kältesten und beträgt nur noch 40 bis 45 °C. Der Temperaturunterschied innerhalb des Saunaraums beträgt also nicht weniger als 60 °C. Zum Vergleich: In einem normal warmen Raum in einer Wohnung variieren die Temperaturen um höchstens 3 °C.

Die Sauna als Heißluftbad

Nicht zu unrecht nennt man die Sauna deshalb ein trockenes Heißluftbad. In ihr geht die Hitze nicht nur vom Steinofen aus, sondern aufgrund von Wärmeleitung und Wärmeabstrahlung auch von der Decke, den Wänden und den Sitzbänken. Dieser Effekt tritt natürlich erst nach der erforderlichen Aufheizphase ein, weshalb die Sauna je nach Größe meist ein bis zwei Stunden vorheizen muss. In Finnland ist dafür der Ausdruck »reifen« gebräuchlich. Erst dann kann man mit dem eigentlichen Saunabad beginnen.

In allen Saunas befinden sich ein Thermometer und ein Hygrometer zur Messung der Luftfeuchtigkeit. Meist sind diese Instrumente in Höhe der obersten Liegebank befestigt. Vom angezeigten Temperaturwert muss der Saunagast etwa 30 bis 35 °C abziehen, wenn er die Wärme auf der unteren Bank ermitteln will.

Trockene Wärme zählt

Die heiße Luft zirkuliert in der Sauna vom Ofen aufsteigend Richtung Decke, von wo sie, durch die Aufnahme des verdunstenden Schweißes gesättigt und schwer, zum Boden sinkt und durch die Lüftung abgeführt wird. Diese Sättigung der Luft ist auch der Grund dafür, warum die relative Luftfeuchte in der Sauna von oben an der Decke, wo sie zwischen zwei und fünf Prozent beträgt, nach unten zum Fußboden hin, wo sie zwischen 20 bis 60 Prozent schwankt, zunimmt. Diese Werte steigen natürlich vorübergehend stark an, wenn Wasser über die Ofensteine gegossen wird und als Dampf in den Raum steigt.

Die Einrichtung einer finnischen Sauna

Die klassische finnische Sauna besteht aus drei Räumen: einem Ankleide-, einem Wasch- und einem Schwitzraum. Im Ankleideraum gibt es Schränke oder Haken, an denen man seine Kleidung aufhängen kann und meist auch Bänke, die als Ruhemöglichkeit nach dem Saunabaden dienen. Bei größeren Saunas mit aufwändigerer Ausstattung sind zu diesem Zweck Liegen in einem separaten Raum aufgestellt. Der Waschraum dient der Reinigung vor dem Bad. Das scheint etwas paradox zu klingen,

Wundern Sie sich nicht, wenn nach dem Aufguss der Bademeister oder ein Saunagast sein Handtuch wie ein Lasso in der Luft herumwirbelt: Ihm ist nicht die Hitze zu Kopf gestiegen, sondern diese Vorführung dient dem Zweck, den aufsteigenden Dampf gleichmäßig im Raum zu verteilen.

Die moderneren finnischen Saunas sind in mehrere Räume aufgeteilt, die dem Umkleiden, Saunen, Abkühlen und der Ruhe dienen. Zum Abkühlen lockt das frische Nass eines Sees.

Die dem Aufenthalt im Schwitzbad vorangehende Reinigung unter der Dusche sollten Sie ausnahmsweise nicht mit einem kalten Guss abschließen. Beim Betreten der Saunakabine muss der Körper von Kopf bis Fuß gut durchwärmt sein, sonst schwitzt man erst mit einiger Verzögerung.

Wohlriechende und heilsame Dämpfe entwickeln sich beim Aufguss, wenn dem Wasser einige Tropfen ätherischer Öle hinzugefügt werden. Die Wirkungsweise und Anwendung verschiedener Duftöle ist ab Seite 76 beschrieben.

aber es verhält sich in der Tat so, dass kein Finne ohne vorherige Reinigung den Schwitzraum betreten würde. Die Ausstattung des Waschraums kann vom einfachen Lattenfußboden und Holzkübel mit Wasser aus der nahe gelegenen Quelle oder dem See bis hin zum gekachelten Marmorbad mit Warm- und Kaltwasser und verschiedenen raffinierten Druckduschen reichen.

Kernstück der Sauna – der Schwitzraum

Der Schwitzraum, die Sauna im engeren Sinn, ist immer mit Holz verkleidet, das im Naturzustand belassen und möglichst ohne Nägel und Metall verarbeitet wird. Das hat den einfachen Grund, dass keine Farbe in der großen Hitze beständig genug wäre und unangenehme oder giftige Dämpfe ausstrahlen würde. Da Metall überdies ein idealer Wärmeleiter ist, wäre jede Berührung damit in einer Sauna äußerst schmerzhaft.

Zur Beheizung diente früher ein Ziegelofen, in dem die Steine erhitzt wurden. Heutzutage besteht der Saunaofen meist aus einem Eisengitter und einem Eisenrost. Die Feuerung ist von außen zugänglich und geschieht über schwere Holzscheite, die die auf dem Eisenrost liegenden Steine erhitzen. Das hat zudem den Vorteil, dass man den Ofen einfacher reinigen kann, indem man unter dem Gitter die Asche auskehrt.

Der Aufguss

Besonders wichtig beim Saunabaden ist der so genannte Aufguss. Dabei wird Wasser auf die heißen Ofensteine gegossen und zum Verdampfen gebracht. Dies fördert noch zusätzlich das Schwitzen in der Sauna und führt damit zu dem gewünschten Reinigungseffekt, da Schlacken und andere Giftstoffe über die Poren den Körper verlassen.

Natürlich kann man dem Wasser Essenzen zufügen, bevor man es auf die Steine gießt. Dabei sollte man jedoch auf die richtige Dosierung achten und darauf, dass Öle auf keinen Fall unverdünnt verwendet werden. Sie könnten Stichflammen verursachen, die die Holzverkleidung des Raums in Brand setzen und die Saunabadenden in erhebliche Gefahr bringen

Schweißtreibender Dampfstoß

würden. In Finnland ist es beispielsweise üblich, im Frühjahr geschnittene belaubte Birkenzweige gebündelt in Wasser einzulegen, das anschließend für den Aufguss verwendet wird. Darin befindet sich Birkenblätteröl, das den für die finnischen Saunas so typischen Geruch entfaltet. Die Birkenzweige selbst werden für das so genannte Quästen verwendet.

Welche Funktion hat das Quästen?

Ein weit verbreitetes Vorurteil über die finnische Sauna knüpft sich an das Quästen, also das Schlagen der eigenen Haut mit einem Bündel Birkenzweige (Quasten). Dies hat nichts mit einer Art Selbstgeißelung zu tun, sondern dient der Förderung des Schwitzens. Denn diese Praktik wird vor allem während des Aufgusses vollzogen.

Durch die Berührung der Birkenblätter mit der Haut, die mehr einem sanften Fegen als einem Schlagen ähnelt, wird die ruhende und dadurch isolierend wirkende Luftschicht über der Haut aufgewirbelt. So gelangt die heiße Raumluft direkt mit dem Aufgussdampf an die Haut des Saunabadenden. Der Hitzeeffekt des Aufgusses wird somit erheblich gesteigert,

Die Birke ist der für Finnland typische, die Landschaft prägende Baum. Sie gehört zu den wenigen Arten, die in dem sauren Boden der ausgedehnten Moore gedeihen können und liefert seit alters das Brennholz für die Sauna.

Für die finnische Holzwirschaft sind die leuchtenden Birken eine wichtige Komponente. Von Birken stammen auch die Zweige, die der Saunabadende zum Quästen verwendet.

Saunabaden macht hungrig und durstig. Es spricht also vieles dafür, nach dem Schwitzbad ein geselliges Essen mit Freunden einzuplanen. Üppige Gelage mit fetter Wurst und reichlich Alkohol zwischen den einzelnen Saunagängen gehören aber auch in Finnland heute eher zur Legende.

die Haut rötet sich wesentlich stärker und man schwitzt besser als ohne das Quästen.

Manchmal spricht man bei diesem Vorgang auch von Birkenreisermassage, aber es handelt sich bei den Birkenblätterbüscheln nicht um Reiser, da die Blätter ja noch an den Zweigen sind und die »Schläge« abgefedert werden. Eine Massage ist das Quästen nicht, weil die Haut nur sehr oberflächlich berührt wird.

Quästen ist nicht ungefährlich

Das Quästen stellt laut Untersuchungen finnischer Ärzte eine erhebliche zusätzliche Belastung des Körpers während des Saunabades dar. Die Herzfrequenz steigt bis zu 15 Prozent und in manchen Fällen können Herzrhythmusstörungen und ein Blutdruckanstieg auftreten. Folglich sollte man von diesem in deutschen Saunas ohnehin unüblichen Verfahren besser Abstand nehmen und die Saunawärme einfach so auf sich wirken lassen.

Sauna – ein finnisches Gesellschaftsvergnügen

Saunabaden dient in Finnland nicht nur der Körperertüchtigung und der Entspannung vom Alltagsstress, sondern ist vor allem auch ein Gesellschaftsvergnügen. Sollten Sie als Finnlandreisender das Glück haben, von einem Finnen in seine Sauna eingeladen zu werden, so lassen Sie sich das auf keinen Fall entgehen.

Wenn Finnen einen Gast in ihre Sauna einladen, dann gehört auch heute oft noch ein Essen dazu, zumindest jedoch der traditionelle »Saunakaffee«. Das ist in Finnland eine durchaus übliche Form, seine Gäste zu empfangen. Dabei baden die Frauen meist zuerst. Wenn die Männer dann in der Sauna sind, hat die Gastgeberin Zeit, einen Imbiss vorzubereiten. Meistens wird als Appetithappen etwas Pikantes gereicht, um die Salzverluste durch die Sauna auszugleichen. Gesalzene Heringe oder Sardellen mit Kartoffeln sind in Finnland traditionelle Saunagerichte.

Die finnische Saunaphilosophie

Wenn es um das Verhalten in der Sauna geht, werden in Deutschland gerne ausgefeilte Benimmregeln aufgestellt, die trotz der dahinter steckenden guten Absichten so manchen eingefleischten finnischen Saunaanhänger vor den Kopf stoßen würden. Natürlich sollte man weder leichtfertig mit Alkohol in der Sauna umgehen noch den Saunabesuch zum persönlichen Härtetest werden lassen. Vielmehr sollte man sich die finnische Philosophie zum Saunabaden aneignen: Das Schwitzbad dient in erster Linie dem persönlichen Wohlbefinden und jeder sollte auf seinen Körper hören und individuell für sich bestimmen, was ihm in der Sauna bekommt und was nicht. Danach und natürlich auch nach der Rücksichtnahme auf die Mitbadenden sollte sich das persönliche Verhalten in der Sauna richten.

Wer geht in die Sauna?

In Finnland ist Saunabaden in der heute üblichen Form nicht nur entstanden, die Finnen dürften auch die Weltmeister im Gebrauch dieser gesunden Einrichtung sein. Die Finnische Saunagesellschaft schätzt, dass von den rund fünf Millionen Finnen etwa vier Millionen regelmäßig die Sauna besuchen. Das entspricht 80 Prozent der Bevölkerung. Zu denjenigen, die verzichten, zählt vor allem die schwedische Minderheit in Westfinnland. Saunabaden ist also in der Tat ein finnisches Alltagsritual.

Der Saunaboom in Deutschland

In Deutschland (Angaben gelten nur für die alten Bundesländer) sind die Zahlen nur ungefähr zu ermitteln. Schätzungen zufolge kann man davon ausgehen, dass jeden Monat rund sieben Millionen Deutsche eine öffentliche Sauna aufsuchen. Zu diesen Zahlen muss man noch zwei bis drei Millionen Benutzer von in Sportzentren, Hotels und Kliniken integrierten Saunas und die zunehmende Zahl von Heimsaunabesitzern rechnen.

In jeder öffentlichen Sauna in Deutschland hängt eine Tafel mit Regeln für den Ablauf des Bades aus. Sie sollten sich beim ersten Besuch damit vertraut machen, wenn auch Ihre körperliche Verfassung der wichtigste Maßstab für Anzahl und Dauer der Saunagänge ist.

Falsche Handhabung mindert den Nutzen

Um eventuelle Fehlerquellen herauszufinden, wurden die Saunabesucher auch befragt, wie viele Saunagänge sie pro Besuch einlegen, wie lange sie im Schwitzraum verweilen und auf welche Weise sie sich abkühlen.

- Zwei Drittel der Saunabesucher legen zwei bis drei Gänge ein und halten sich damit an ein verträgliches Maß. Ein Drittel der Besucher gab an, mehr Gänge zu machen und belastet sich damit zu stark.
- Bei der Verweildauer im Schwitzraum blieben 90 Prozent die empfohlene Zeit von 8 bis 15 Minuten, sieben Prozent neigen auch dort zu Übertreibung.
- Beim Abkühlen nutzen 77 Prozent das Freiluftbad, 85 Prozent gießen sich kalt ab, und 64 Prozent steigen ins kalte Tauchbad. 13 Prozent gaben eine warme Dusche an, was bedenklich ist, wenn nach dem Schwitzen kein Kaltwasserreiz folgt.

Wenn man die Badegewohnheiten mit berücksichtigt, d.h., dass die Mehrzahl einmal pro Woche sauniert, während andere nur unregelmäßig saunieren, dann kann man annehmen, dass rund sieben Millionen Deutsche die Sauna für ihr körperliches und seelisches Wohlbefinden nutzen. Da sich die Zahlen auf die alten Bundesländer beziehen, macht dies einen Schnitt von zehn Prozent der Bevölkerung.

Für die neuen Bundesländer liegen noch keine Zahlen vor. Wenn man bedenkt, wie populär die Sauna in Finnland ist und dass sich bei vielen Deutschen erst noch herumsprechen muss, welches Vergnügen ihnen entgeht, kann man die weitere Entwicklung in Deutschland erahnen. Der Saunaboom dürfte seinen Zenit noch nicht erreicht haben.

Die deutschen Saunabadegewohnheiten

Bei einer Befragung von 10 000 Besuchern öffentlicher Saunabäder in Deutschland (Angaben nur für die alten Bundesländer) standen Fragen zu den Besuchern und ihren Badegewohnheiten und Badezielen im Vor-

Wer jede Woche die Sauna besucht, profitiert mehr davon als jemand, der nur im Urlaub oder im Winter geht. Der Effekt wird durch die Wiederholung gesteigert, was man auch daran bemerkt, dass man nach einiger Gewöhnung viel schneller zu schwitzen beginnt.

dergrund. Dabei stellte sich heraus, dass gut drei Viertel aller Besucher wöchentlich die Sauna aufsuchen, während jeweils gut zehn Prozent alle zwei Wochen oder nur gelegentlich saunieren. Dabei kommen die regelmäßigen Saunabesucher aus allen sozialen Schichten: Das Schwitzbad ist nach Umfragen bezüglich der Einkommensverhältnisse von Saunagängern keineswegs ein Privileg der Wohlhabenden.

Unter den verschiedenen Berufsgruppen haben besonders die Angestellten den Erholungswert der Sauna erkannt und stellen die größte Gruppe dar, die das finnische Schwitzritual in ihren Alltag einplant. Aber auch Selbstständige und Hausfrauen nehmen sich Zeit für die Sauna, während Studenten, Schüler und Rentner in geringerer Zahl vertreten sind. Nach dem Krieg waren die Männer gegenüber den Frauen weit in der Überzahl unter den Saunagängern. Vermutlich lag dies auch an der zunächst engen Verbindung zwischen Sauna und Sport, der damals noch eine vorwiegend von Männern beherrschte Domäne war. Heute ist das Verhältnis zwischen den Geschlechtern beim Saunabaden nahezu ausgeglichen. Bei den jüngeren Besuchern überwiegen allerdings die Frauen, während bei den Rentnern wieder die Männer in der deutlichen Mehrzahl sind.

Bezüglich der Benutzung der Sauna zu den verschiedenen Jahreszeiten ergab sich folgendes Bild: Ebenfalls drei Viertel der Befragten gab an, dass sie die Sauna ganzjährig für ihre Gesundheit nutzen, fast 13 Prozent gehen nur im Winter in die Sauna, und ebenfalls 13 Prozent machen längere Pausen zwischen den Bädern.

Genügend Zeit nehmen sich alle

Zu den erfreulichsten Aspekten der Befragung gehören die Antworten zu dem Zeitaufwand, den sich die deutschen Saunabesucher für das Vergnügen nehmen. Denn dass Sauna und Eile sich nicht vertragen, diese Tatsache ist für alle Befragten selbstverständlich.

Vier von fünf Befragten ließen sich bis zu drei Stunden Zeit, um ihr Saunabad zu genießen. 15 Prozent verbrachten zwischen drei und vier Stunden, und eine Minderheit von vier Prozent sogar mehr als vier Stun-

Eventuell müssen Sie mehrere Anläufe machen, bevor Sie eine öffentliche Sauna finden, in deren Atmosphäre Sie sich rundum wohl fühlen. Verlieren Sie nicht die Geduld, wenn Sie nicht gleich eine Einrichtung mit passender Öffnungszeit, angenehmem Publikum und Ihren Vorstellungen entsprechendem hygienischen Standard finden.

> Saunabaden ersetzt allerdings keineswegs sportliche Betätigung, auch wenn das anschließende Gefühl der Entspannung und wohligen Müdigkeit dies nahe legt. Muskeln, Herz und Kreislauf erfordern auch bei regelmäßigen Saunagängern ein körperliches Bewegungstraining.

den für das ganze Ritual des Saunabades. Das spricht für eine gesunde Einstellung zum Saunabad, wenn auch leider nicht jeder solchen Aufwand treiben kann oder mag. Befragt nach ihren Gründen wurden nämlich auch Personen, die noch nie eine Sauna besuchten bzw. das regelmäßige Schwitzbad wieder aufgegeben hatten. Bei denen, die noch nie saunierten, kam der hohe Zeitaufwand als Grund der Ablehnung gleich nach der Befürchtung, sich körperlich zu überlasten. Bei denen, die nicht mehr in die Sauna gingen, war Zeitmangel sogar das Hauptargument. Dies entspricht zwar einem heute vielfach verbreiteten, von Hetze und strenger Terminplanung geprägten Lebensgefühl, schließt aber die Erfahrung aus, wie sinnvoll die in der Sauna verbrachten Stunden in die Gesundheit und das allgemeine Wohlbefinden investiert sind.

Gründe für den Saunabesuch

Da die Befragten aus mehreren vorgegebenen Antworten mehrfach wählen durften, ergaben sich pro Befragten ungefähr drei Gründe für den Saunabesuch. Interessant sind die Ergebnisse nicht nur wegen der zutage getretenen Gründe für den Gang in die Sauna, sondern auch wegen der voneinander abweichenden Motive von Männern und Frauen (siehe Kasten Seite 33).

Dabei rangierten Entspannung und Erholung mit 71 Prozent und die körperliche Abhärtung mit 62 Prozent deutlich an erster und zweiter Stelle der Motive. Dies entspricht auch den wissenschaftlichen Erfahrungen mit den positiven Effekten der Sauna. Anders als in Finnland spielt die Hautpflege und Körperreinigung nur bei jedem dritten Befragten eine Rolle, während Fitness und Leistungssteigerung von 41 Prozent genannt wurden. Jeder zehnte Saunabesucher erhofft sich zudem den Verlust von Körpergewicht oder das Schlankbleiben. Relativ wenige der Befragten versprechen sich bisher eine Heilwirkung der Sauna bei einzelnen körperlichen oder seelischen Gesundheitsproblemen. Dies wird sich mit dem wachsenden Interesse an natürlichen Heilverfahren und volksmedizinischen, eine ärztliche Therapie ergänzenden Mitteln, in Zukunft wahrscheinlich noch ändern.

Erholung steht an erster Stelle

Die wichtigsten Gründe für den Saunabesuch

Worauf Frauen den meisten Wert legen

Für fast jede zweite Frau ist nach der Suche nach Entspannung und Abhärtung (70 bzw. 61 Prozent) vor allem die Hautpflege und besseres Aussehen der wesentliche Grund, in die Sauna zu gehen, während dies nur für jeden fünften Mann eine Rolle spielt.

Tatsächlich werden die Frauen in ihrer Hoffnung auf eine kosmetische Wirksamkeit der Sauna nicht enttäuscht.

Die Wechsel von Schwitzen und Abkühlung halten das Bindegewebe länger elastisch und fest und so auch die Haut faltenfreier.

Außerdem wird der Teint durch die erhöhte Durchblutung und das Training der feinen Blutgefäße besser mit Nährstoffen versorgt.

Worauf Männer den meisten Wert legen

Neben Entspannung und Abhärtung, die von 73 bzw. 62 Prozent genannt wurden, steht für Männer vor allem Fitness und Leistungssteigerung (43 Prozent), Körperpflege (30 Prozent), Hautpflege (19 Prozent) und sportliches Konditionstraining im Vordergrund. Dabei unterliegen Männer dem Vorurteil, dass sich Saunabaden ähnlich wie Sport auf die Muskulatur auswirkt. Dies ist aber nicht der Fall.

Zwar kann man durch Übung die Verträglichkeit des Saunabades verbessern, aber besser dauerlaufen wird deshalb niemand. Stimmig sind allerdings die Angaben zur Haut- und Körperpflege, denn hier wirkt die Sauna in der Tat positiv auf den Organismus.

Zu den weiteren Motiven des Saunabesuchs zählen Schmerzlinderung und Heilung von Beschwerden, Badespaß und Geselligkeit (jeweils 15 Prozent) sowie der Wunsch, schlank zu werden oder zu bleiben (11 Prozent).

Vor allem ältere Frauen nutzen noch recht wenig die positiven Wirkungen der Sauna. Dabei hilft das Schwitzbad gegen viele Altersbeschwerden wie erschlaffende Haut und Bindegewebe oder Nervosität und Kreislaufstörungen während der Wechseljahre.

Gesund bleiben durch Saunabaden

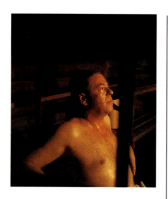

Die Sauna bietet Raum für Muße und Entspannung.

Wie die Sauna auf Körper und Seele wirkt

Das Saunabaden ist eine seit langer Zeit von vielen Völkern in den verschiedensten Erdteilen geübte Praxis. Dennoch wurde sie erst in der zweiten Hälfte des 20. Jahrhunderts eingehend und nach wissenschaftlichen Kriterien auf ihre genauen Wirkungen auf Körper und Seele des Menschen hin durchleuchtet.

Heute liegt eine Fülle von Forschungsberichten auf der Grundlage des jeweils neuesten Stands medizinisch-experimenteller Methoden über alle Aspekte und Teilvorgänge des Saunabadens vor. Vor allem in Deutschland, das in Sachen Sauna nach dem Zweiten Weltkrieg Neuland betreten hat, wurden zahlreiche Untersuchungen durchgeführt, und so kann man guten Gewissens feststellen, dass die Wirkungen des Saunabadens trotz mancher Meinungsverschiedenheiten unter Ärzten mittlerweile wissenschaftlich erforscht und anerkannt sind.

Eine akute Grippe ist einer der wenigen Gründe, auf ein Saunabad zu verzichten. Als Vorbeugung gegen die typischen Erkältungskrankheiten der Übergangszeiten im Frühjahr und Herbst hat sich das Schwitzbad dagegen bestens bewährt.

Der menschliche Wärmehaushalt

Um die Wirkungen der Sauna auf den menschlichen Wärmehaushalt besser zu verstehen, muss man sich kurz dessen Funktionsweise in Erinnerung rufen. Die Wärmeregulierung des Körpers zielt darauf ab, die Körperwärme konstant bei 37 °C zu halten. Diese Temperatur ist für eine ganze Reihe von chemischen Vorgängen im Organismus, wie beispielsweise den Stoffwechsel, dringend erforderlich.

Sinkt die Umgebungstemperatur deutlich ab, so erzeugt der Körper durch die schnelle Bewegung der Muskeln beim so genannten Zittern entsprechende Wärme. Außerdem kann der Mensch durch zusätzliche Kleidung unnötige Wärmeverluste vermeiden und ggf. von außen Wärme zuführen.

Umgekehrt veranlasst eine steigende Umgebungstemperatur den Körper zu entsprechenden Gegenmaßnahmen, um ein Ansteigen der inneren Temperatur zu vermeiden. Dies geschieht durch die Absonderung von Schweiß durch die Schweißdrüsen auf der Haut. Die Verdunstungskälte sorgt für die notwendige Abkühlung. Dieser Regelkreis, der über das Nervensystem und das so genannte Wärmezentrum im Zwischenhirn gesteuert wird, befähigt den Menschen zum Überleben in verschiedensten, auch stark schwankenden Klimaverhältnissen.

Die Wirkungen der Sauna auf die Körpertemperatur

Mit einem Saunabesuch setzt man sich im Prinzip freiwillig einer klimatischen Extrembedingung aus. Denn im Schwitzraum herrscht eine Umgebungstemperatur von bis zu 100 °C, während mancher Finne sich anschließend im Frost bei minus 30 °C im Schnee wälzt. Aber auch ein normales Kaltbad von weniger Abgehärteten bei Temperaturen von 20 °C und darunter belastet das menschliche Wärmesystem.

Allerdings herrschen im menschlichen Körper in den Organen, den Muskeln und der Haut nicht dieselben Temperaturen. Auch während des Saunabadens verändert sich die Temperatur der Haut schneller und anders als die Körperinnentemperatur, die nur um 1 bis maximal 2 °C variiert. Die Oberfläche der Haut erwärmt sich dagegen während eines zehnminütigen Saunagangs auf etwa 40 bis 42 °C. Die kurzfristige Überhöhung der Körpertemperatur wird in der medizinischen Fachsprache Hyperthermie genannt und ist beim Schwitzbad eine der erwünschten günstigen Wirkungen. Durch sie wird in erheblichem Ausmaß der Umsatz verschiedener Stoffe im Körper gesteigert. Eine solche Erhöhung der so genannten Kerntemperatur des Körpers von 37 °C auf 38 oder gar 39 °C entspricht dem Vorgang, der während eines Fiebers stattfindet. Deshalb wird die Sauna auch manchmal als künstliches Fieber bezeichnet.

Im Gegensatz zum Menschen können viele krank machende Bakterien und Viren hohe Temperaturen überhaupt nicht vertragen. Deshalb stellt auch das Fieber, ebenso wie die künstliche Erhöhung der Körpertemperatur durch die Sauna, eine sinnvolle Abwehrmaßnahme des Organismus gegen Infektionen dar.

Die Wärmeabwehr des Körpers

Manche Menschen neigen von Natur aus dazu, nur wenig zu schwitzen. Sie brauchen auch in der Sauna eine längere Gewöhnungszeit, bis sich die Schweißdrüsen auf eine vermehrte Tätigkeit eingestellt haben. Da auch der Kühlungseffekt dadurch zunächst geringer ist, sollte man nicht versuchen, das Schwitzen durch Verlängerung des Saunagangs zu erzwingen.

Der Körper hat zwei Möglichkeiten, um die Wärme, die in der Sauna auf ihn einwirkt, abzuwehren. Der eine Vorgang betrifft die Umkehr des normalen Wärmetransports im Körper von der wärmeren Innenregion über die Haut nach außen. Da die Umgebungstemperatur normalerweise deutlich unterhalb von 37 °C liegt, gibt der Körper über die Haut Wärme ab. In der Sauna hingegen steigt die Temperatur der Haut von den üblichen 32 °C innerhalb von rund zehn Minuten auf 40 bis 42 °C. Dies liegt über der Kerntemperatur, weshalb sich der Wärmestrom umdreht und zum Temperaturanstieg führt.

Der zweite und offensichtlichere Vorgang in der Sauna ist das starke Schwitzen. Die Befeuchtung der Haut mit Schweiß und die anschließende Verdunstung wird vom Körper auf das Äußerste gesteigert: So werden pro Minute etwa 20 bis 30 Gramm Schweiß von den rund zwei Millionen Schweißdrüsen abgesondert. Auch wenn davon nicht alles verdunstet und die von außen einstrahlende Hitze den Verdunstungskühleffekt abmindert, kann man die Hautkühlung an manchen Stellen, vor allem in den Kniekehlen, deutlich fühlen.

Die hohe Temperatur im Saunaraum führt über die Haut zu einem Temperaturanstieg des menschlichen Körpers. Durch die Produktion von Schweiß versucht der Organismus sich über dessen Verdunstung abzukühlen. Bei Menschen, deren Schweißdrüsen weniger Schweiß bilden, kann die Verdunstung überwiegen, so dass keine Schweißbildung sichtbar ist.

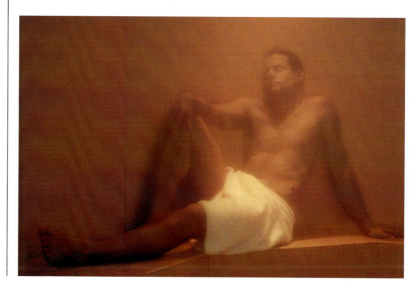

Lieber kurz und heiß saunen als lang und lau

Diese zunächst bedrohlich erscheinende Aufheizung des Körpers geschieht innerhalb von rund acht bis zwölf Minuten. Sie ist beim Saunabaden aber das Ziel, da sie zahlreiche positive Effekte hervorruft, die im Lauf dieses Kapitels noch erklärt werden.

Da in einer Sauna Temperaturunterschiede von bis zu 60 °C herrschen, ist der oben besprochene Effekt nicht auf allen Liegeebenen gleichermaßen gegeben. Wie lange man in welcher Hitze aushält, ist natürlich auch eine Frage der Gewöhnung des Körpers an das Saunabaden. Besser für Herz und Kreislauf ist es aber, lieber kurz und intensiv bei größerer Hitze, d. h. auf einer höher gelegenen Bank, zu schwitzen als längere Zeit in der Sauna bei geringerer Hitze, also auf einer weiter unten gelegenen Bank, zu verbringen.

Wo man am meisten schwitzt

Ein häufig zu hörender Irrtum von Saunagängern ist, dass man auf den unteren Bänken angeblich stärker schwitzen würde. Dies liegt an dem Phänomen, das jeder Mensch kennt, der schon einmal mit einer Brille aus der Kälte in ein warmes Zimmer getreten ist. Das Beschlagen der Brille geschieht durch so genanntes Niederschlagswasser aus der Luft. Ebenso geht es einem Menschen, der aus der Zimmertemperatur kommend in die Sauna geht. Dort ist die Temperatur wesentlich höher und der Mensch »beschlägt«. Dieses Wasser hat nichts mit Schweiß zu tun, auch wenn die Vermutung nahe liegt, sondern es kondensiert aus der Luft.

Was während der Abkühlphase geschieht

Nach der Aufheizphase im Schwitzraum, der in der ursprünglichen Form und in Finnland auch heute noch oft der einzige Raum einer Sauna ist, folgt der zweite Teil des Saunabadens, die Abkühlphase. Wer wie die meisten Finnen das Glück hat, eine Sauna am Ufer eines Sees zu haben, für den stellt sich erst gar nicht die Frage, wo man sich am besten abkühlt.

Auch die triefende Nässe auf der Haut im Dampfbad hat nichts mit Schwitzen zu tun, sondern beruht darauf, dass die hohe Luftfeuchtigkeit sich sofort auf der kühleren Hautoberfläche niederschlägt.

Die kühle und trockene Außenluft, die schonendste Form der Abkühlung, wirkt sofort auf der erhitzten Haut und in den Atemwegen. Die von der heißen Sauna intensiv angeregte Verdunstungskühlung wirkt in der Außenluft nach und führt zur Wasserdampfabgabe, die man im Winter in Form von Nebelwölkchen sehen kann.

Die Kaltwasserdusche

Nach dieser Abstrahlung von Wärme über die Haut folgt in der Regel ein kurzer und sehr heftiger Kältereiz. Das geschieht entweder im nahe gelegenen See, im Winter durch das Einreiben oder Wälzen im Schnee oder in einem dafür eingerichteten Kaltwasserraum. Dabei kann man sich auf verschiedene Weise dem kühlen Nass aussetzen. Eine Möglichkeit ist die des Übergießens mit Wasser, das dann günstigstenfalls noch an der Haut entlangläuft. Denn je gleichmäßiger und großflächiger die Kälteeinwirkung ist, desto gesünder ist sie auch.

Neuerdings sind zahlreiche Varianten in Mode gekommen, von denen aus medizinischer Sicht abgeraten werden muss. Das gilt für das Abduschen mit scharfem Wasserstrahl ebenso wie für das Brausen unter hohem

Am besten geeignet zum Abkühlen sind dicke Schläuche, mit denen man sich, an den Beinen beginnend, übergießt oder so genannte Schwallbrausen. Aus der verbreiterten Öffnung strömt das Wasser wie ein kleiner Gebirgsbach ohne starken Druck über den Körper.

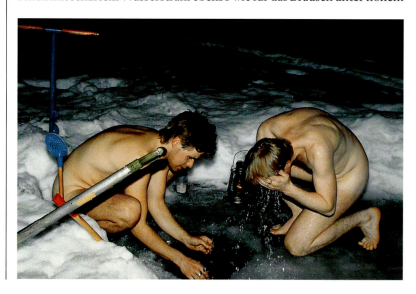

Nur für Geübte – zur stärksten Abhärtung führt das Abkühlen am »eiskalten« Wasser nach der Sauna.

Druck. Der angebliche Massageeffekt, der hiermit erzielt werden soll, wird durch die ungünstige Wirkung der ungleichmäßigen Hautreizung aufgehoben.

Das Kaltwasserbad

Bevor das Kaltwasserbad behandelt wird, muss noch einmal betont werden, dass die Auskühlungsphase in der Luft so lange dauern sollte, bis sich der Kreislauf einigermaßen beruhigt hat. Dies dauert in der Regel nur wenige Minuten. Am besten ist es ohnehin, wenn man nach dem Auskühlen kurz kalt duscht, bevor man sich dem Kältebad aussetzt. Stellt man unter der Dusche fest, dass der Kreislauf noch nicht wieder im Lot ist, dann sollte man noch etwas warten.

Für das Kaltwasserbad gilt übrigens dieselbe Regel wie für den Schwitzraum: Ein kurzes und intensives kaltes Bad ist gesünder als ein längeres Bad in lauwarmem Wasser. Lieber also für nur zehn Sekunden ins Bad eintauchen und dann wieder aussteigen, als zehn Minuten im lauwarmen Schwimmbecken zubringen.

Das Kaltwasserbad wirkt als intensiver Reiz auf die Haut nicht nur durch die niedrige Temperatur des Wassers, sondern auch durch den Wasserdruck, der durch das vollständige Eintauchen wirksam wird. Beides zusammen führt zu einer Verengung der Blutgefäße, was sich wiederum auf den Kreislauf auswirkt.

Wie der Blutkreislauf funktioniert

Bezüglich der Wirkung von Saunabaden auf Herz und Kreislauf sind viele Vorurteile im Umlauf, die manche Menschen vom Besuch einer Sauna abhalten. Dabei werden diese Organfunktionen bei einer richtigen Dosierung nicht übermäßig strapaziert.

Der Blutkreislauf hat die für den Körper wesentliche Aufgabe, alle Organe ausreichend mit Blut zu versorgen. Angesichts der dafür zur Verfügung stehenden Blutmenge von nur vier bis fünf Litern beim Menschen wird verständlich, dass das Blut zu manchen Zeiten rationiert wird. Nach

In das Tauchbecken zu steigen kostet viele Saunagänger die größte Überwindung von allen Abkühlmaßnahmen. Hier ist der Kältereiz auf den ganzen Körper am intensivsten. Wenn Sie zu Kreislaufschwäche neigen, können Sie diese an sich heilsame »Schocktherapie« ruhig auslassen.

In der Abkühlphase zeigt sich oft am Körper eine rotfleckig-marmorierte Zeichnung. Dies ist kein Grund zur Beunruhigung und hat nichts mit krankhaften Durchblutungsstörungen zu tun, die sich manchmal durch bläulich-weiße Flecken zeigen. Auch bei Kindern findet man diese harmlose Hauterscheinung, die nach der Sauna rasch wieder verschwindet.

dem Essen wird beispielsweise besonders viel Blut für die Verdauung zur Verfügung gestellt, weshalb man sich körperlich und geistig träge fühlt. Bei schwerer Arbeit wird das Blut in die Muskeln gepumpt und anschließend in die Haut transportiert, um die Wärme nach außen abzugeben. Dieses Transportsystem wird maßgeblich über den Puls und die Verengung bzw. Erweiterung der Blutgefäße gesteuert.

Die Wirkung der Sauna auf Herz und Kreislauf

Die Haut ist ein bemerkenswertes Organ, da sie im Normalfall nur etwa 250 bis 500 Milliliter Blut enthält. Diese Menge kann auf das Zehnfache gesteigert werden, wenn dies vom Nervensystem als erforderlich gemeldet wird. Dieses Phänomen kann man leicht an der dann geröteten Hautoberfläche erkennen. Während des Saunabadens ist dies beispielsweise der Fall. Damit das Blut während des Schwitzbades auch wirksam über die Haut gekühlt werden kann, darf es nicht anderweitig im Körper gebunden sein, z. B. durch eine vorhergehende schwere Mahlzeit.

Der Puls steigt während des Schwitzens in der Regel um nicht mehr als 50 Prozent an, während die Durchlaufgeschwindigkeit des Blutes sich verdoppelt. Vergleicht man dies mit der vier- bis sechsfachen Belastung des Herzens bei körperlicher Schwerstarbeit, dann sieht man, dass Saunabaden keine übergroße Anstrengung darstellt. Außerdem gewöhnt sich der Körper durch regelmäßiges Saunabaden an die Hitze, so dass der Puls von Mal zu Mal weniger ansteigt.

Die Wirkung auf den Stoffwechsel

Das Aufheizen des Körpers in der Sauna beeinflusst auch andere organische Funktionen, vor allem eben die Tätigkeit der Schweißdrüsen. Bei einem normalen Saunabad mit bis zu drei Gängen wird rund ein halber bis ganzer Liter Flüssigkeit ausgeschwitzt. Dies führt zur vorübergehenden Eindickung des Blutes, da ihm Wasser entzogen wird. Als gewünschter Nebeneffekt werden auch mehr Ausscheidungsstoffe aufgenommen und abtransportiert.

Das Saunabad als Entschlackungsprozess

Entgegen mancher Vermutung besteht der Schweiß zu 99 Prozent aus Wasser und nur zu einem Prozent aus gelösten Stoffen, wie Kochsalz, Kalium und Harnstoff. Diese so genannten Schlacken werden normalerweise über die Nieren mit dem Urin aus dem Körper ausgeschieden. Wer in der Sauna schwitzt, erhöht den Ausstoß dieser Stoffe über die Haut nur geringfügig; sie werden jedoch vermehrt über den Harn ausgeschieden. Da sich aber im Urin nicht unbegrenzt Schlacken sammeln können, braucht der Körper mehr Flüssigkeit, um sie von den Nieren abtransportieren lassen zu können.

Ob, wie viel und wann man beim Saunabaden trinken sollte, ist eine gute Frage. Die einen vermuten, dass die vor oder während des Saunagangs aufgenommene Flüssigkeit sofort absorbiert und für die Schweißbildung verwendet wird. Das würde jedoch die gewünschte Entschlackung beeinträchtigen. Andererseits wird durch die vermehrte Flüssigkeit zwar die Konzentration der Schlacken im Urin verringert, insgesamt können über die größere Urinmenge aber doch mehr Giftstoffe ausgeschieden werden, die sonst beispielsweise als Nierensteine zur Last werden könnten. Wer also direkt nach der Sauna Wasser trinkt, erhöht den Entschlackungseffekt.

Die Atmung in der Sauna

Im Gegensatz zum Puls wird die Atemfrequenz vom Saunabaden kaum beeinflusst. Während ein Mensch im Ruhezustand 16-mal pro Minute ein- und ausatmet, steigert sich dies in der Sauna nur bei wenigen Menschen und dann auch nur um ein oder zwei Atemzüge pro Minute. Auch die Tiefe der Atemzüge, d. h. die jeweils aufgenommene Luftmenge, verändert sich nicht. Wenn man bedenkt, dass sich Luft beim Erwärmen ausdehnt und daher die Sauna sauerstoffärmer ist, verwundert diese Feststellung. Der Grund für die gleichbleibende Atmung trotz geringerer Sauerstoffzufuhr pro Atemzug liegt darin, dass durch die Muskelentspannung auch weniger Sauerstoff benötigt wird.

> Die beim Schwitzen verlorene Flüssigkeit sollten Sie nach der Sauna durch reichliches Trinken ersetzen. Am besten geeignet sind Mineralwässer und Fruchtsäfte, aber auch gegen ein Bier ist nichts einzuwenden. Meiden sollten Sie allerdings anregende, koffeinhaltige Getränke.

Weite Lungen erleichtern das Durchatmen

Positiv wirkt sich der Saunabesuch auf die so genannte Vitalkapazität, also das Fassungsvermögen der Lunge aus. Dies liegt an der muskelentspannenden Wirkung der Sauna, die sich auch auf die Rumpfmuskulatur auswirkt. Ebenso wird die Bindegewebselastizität gesteigert, was zusätzlich Raum für die Atemluft schafft. Dieser Effekt macht sich durch das einfachere Durchatmen bemerkbar.

Ein weiterer positiver Effekt auf die Atemwege betrifft die Schleimhäute. Diese werden durch die ungewöhnliche Hitze in der Sauna zu vermehrter Schleimabsonderung angeregt, um sich vor dem Austrocknen zu schützen. Untersuchungen haben ergeben, dass sich in diesem Sekret besonders viele Abwehrstoffe gegen Krankheitserreger befinden, was uns quasi mit einem besseren Schutzschirm gegen sie ausstattet.

Vielen Saunaneulingen scheint die heiße Luft zunächst fast den Atem abzuschnüren. Die Atemwege werden aber keineswegs ausgetrocknet oder gereizt durch die hohen Temperaturen. Im Gegenteil, gerade bei Erkrankungen der Luftwege wird das Schwitzbad von Ärzten besonders empfohlen.

Die Wirkung auf das Nervensystem

Prinzipiell kennt das Nervensystem zwei verschiedene Grundzustände: Der eine ist auf geistige Aktivität und körperliche Arbeit ausgerichtet, der andere auf Entspannung und Ernährung, die physiologisch der Entspannung entspricht. Bei einem richtig durchgeführten und mit Rücksicht auf die körperliche Belastbarkeit dosierten Saunabad stellt sich der Körper ganz von selbst vom aktiven in den entspannten Zustand um. Überlastung und Stress werden damit deutlich reduziert, das körperliche und seelische Wohlbefinden gefördert.

Wenn man die zahlreichen körperlichen Vorgänge bedenkt, die durch das Saunabaden ausgelöst werden, stellt sich die Frage, ob diese nicht selbst Stressfaktoren sein können, die sich langfristig negativ auf den Körper auswirken. Hierbei handelt es sich aber um stimulierende Reize, die der Organismus braucht und die man von krank machender Anspannung, dem so genannten Disstress unterscheiden muss. Untersuchungen zu diesem Aspekt haben auch gezeigt, dass auch bei Menschen, die häufig Saunabaden, keine hormonellen Veränderungen, die normalerweise auf eine körperliche Dauerbelastung folgen, feststellbar sind.

Effekt nur bei Regelmäßigkeit

Die Steigerung des seelischen Wohlbefindens

Die oben beschriebenen positiven Einwirkungen auf den Körper spürt der Saunagänger erst längerfristig und bei regelmäßigem Besuch der Sauna. Die Entspannung des Nervensystems wirkt umso wohl tuender, je weniger sie durch Stress beeinträchtigt wird, wie ihn vor allem der ungeübte Saunagänger empfindet.

Angesichts der vielfältigen Reizeinwirkungen in der Sauna ist es dem Neuling nicht zu verdenken, wenn er ein gewisses Unbehagen vor dem ersten Saunagang verspürt. Dieses Unbehagen ist allerdings oft der Grund, warum sich der Erfolg beim Saunabad nicht sofort einstellt. Nur wer in die Sauna geht, weil er Entspannung sucht, der wird sie aus der Sauna auch in den Alltag mitnehmen.

Körperlichen Beschwerden durch Saunabaden vorbeugen

Zu den erstaunlichsten Phänomenen rund um das Saunabaden zählt mit Sicherheit, dass regelmäßige Saunagänger nachweislich weniger krank sind als der statistische Durchschnittsbürger. Außerdem hat man Vergleiche in verschiedenen Berufsgruppen, vornehmlich solchen, bei denen körperliche Arbeit im Vordergrund steht, durchgeführt. Auch hier zeigte sich dasselbe Bild: Saunagänger sind gesünder. Manche Unternehmen haben deshalb für ihre Betriebsangehörigen eigene Saunas eingerichtet. Regelmäßiges Saunabaden ist daher für fast jeden Menschen sehr zu empfehlen, besonders vor dem Hintergrund, dass die Anfälligkeit für Krankheiten eher anzusteigen scheint. Dies hängt vor allem mit zwei Faktoren zusammen: der Zunahme der Umweltbelastungen und der höheren Lebenserwartung des Menschen. Viel trägt natürlich auch eine ungesunde Lebensweise dazu bei: Einseitige Ernährung, Bewegungsmangel, unverarbeitete Ängste, anhaltende nervliche oder körperliche Überforderung durch übertriebene Ansprüche an uns selbst sind nur einige der zahlreichen Faktoren, die unser Immunsystem nachhaltig schwächen können.

Viele nervöse Beschwerden beruhen auf einer Entgleisung des vegetativen Nervensystems, das, von uns unbemerkt, zahlreiche Körperfunktionen steuert. Durch anhaltenden Stress wird es zu Fehlreaktionen veranlasst. Solche Störungen können durch die Sauna positiv beeinflusst werden, wobei man aber keine Wunder über Nacht erwarten darf.

Ausgleich schaffen für Umweltbelastungen

Wenn Sie sich einiger Ernährungssünden bewusst sind und dazu vielleicht noch Genussgifte wie Alkohol und Tabak konsumieren, sollten Sie ab und zu die Sauna mit einer Entschlackungsdiät ergänzen. Diese Kombination bewirkt eine gründliche Entgiftung des gesamten Organismus.

Die zunehmenden Umweltbelastungen, denen wir Tag für Tag ausgesetzt sind, und die Lebensweise in der modernen Zivilisation mit ihren zahlreichen Stressfaktoren stellen eine große Herausforderung für unseren Körper dar. Sie sind ein wesentlicher Grund dafür, dass er oft nicht mehr so leistungsfähig ist und in zahlreichen Funktionen gestört wird.

Neben den Belastungen, denen Sie kaum entgehen können, gibt es aber auch solche, die sich vermeiden lassen. Die Binsenweisheit, dass jemand, der vorwiegend sitzend arbeitet, für ausgleichende Bewegung nach Feierabend sorgen muss, wird zwar oft zitiert, aber nur selten beherzigt. Das wachsende Interesse an einer gesunden und ausgewogenen Ernährung bedeutet ebenfalls noch lange nicht, dass man nun tatsächlich im Alltag aufmerksamer bei der Wahl seiner Nahrungsmittel wäre. Meist wird Zeitmangel als Grund für die Vernachlässigung der eigenen Bedürfnisse angegeben. Dies beeinflusst auch unsere Essgewohnheiten. Die Nahrungsaufnahme ist physiologisch gesehen dem Schlaf verwandt und der Körper braucht eine Ruhephase, um die Nährstoffe aufnehmen und verwerten zu können.

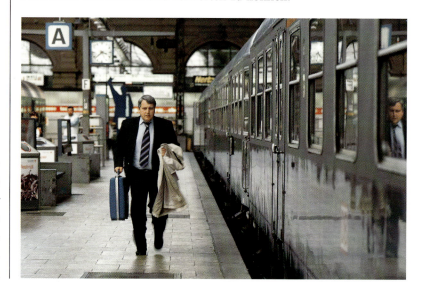

Gerade im hektischen Berufsalltag unserer Zeit sollte man sich hin und wieder Zeit für eine angemessene Entspannung und Körperpflege nehmen – beispielsweise durch Saunabaden.

Die Lebenserwartung steigt

Ein zweiter Grund für die Zunahme von Krankheiten ist die Tatsache, dass jeder Mensch im Durchschnitt heute eine höhere Lebenserwartung hat als jemals zuvor, was grundsätzlich natürlich begrüßenswert ist. Nun ist unser Körper von Natur aus jedoch nicht für ein endloses Funktionieren ausgestattet. Viele Organe, von den Augen bis zu den Zähnen, werden im Lauf der Zeit schwächer und krankheitsanfälliger.

Es ist eine einfache Überlegung, dass man seine Gesundheit möglichst in Stand halten sollte, um den Zugewinn an Lebenszeit genießen zu können und auch im siebten, achten oder gar neunten Lebensjahrzehnt weitestgehend unbeeinträchtigt von gesundheitlichen Beschwerden zu leben.

Um dem körperlichen Abbau vorzubeugen, Körper und Geist gegen Krankheiten zu schützen und das allgemeine Wohlbefinden zu stärken, ist Saunabaden ein höchst geeignetes Mittel. Hat man sich einmal an die Wechselwirkung von heißen und kalten Reizen gewöhnt, dann stellen sich die positiven Wirkungen bald ein, und man profitiert langfristig von ihnen.

Im Alter verlangsamt sich der Stoffwechsel des Körpers, was zu vielen typischen Beschwerden führt. Mit Saunabädern kann man diesem Problem wirksam entgegen wirken.

Die körpereigenen Abwehrkräfte stärken

Auf den ersten Blick mag es paradox erscheinen, dass eine freiwillige Körperbelastung wie das Saunabad die körpereigenen Kräfte stärkt und nicht schwächt. Mit dem Saunabaden verhält es sich aber wie mit dem sportlichen Training: Zunächst ist man erschöpft, dann stellt sich das körperliche Wohlbehagen ein. Außerdem fängt man mit kurzen Saunagängen an und steigert diese langsam, immer sich der eigenen körperlichen Leistungsfähigkeit und der Tagesform anpassend. Auf Dauer macht sich dann der Trainingseffekt bemerkbar. Man hält es ohne Anstrengung länger in der Sauna aus, weil sich der Körper daran gewöhnt hat.

Neben diesem Abhärtungseffekt der Sauna, der unempfindlicher gegen Alltagsbeschwerden wie Kopf- und Gliederschmerzen, Müdigkeit und Kreislaufschwächen durch Wetterfühligkeit macht, gibt es weitere positive Einflüsse auf das Immunsystem. Die erhöhte Menge von

Scheuen Sie sich nicht vor der öffentlichen Sauna, auch wenn Sie zunächst Hemmungen haben, sich dort zu entblößen. Sie werden rasch feststellen, dass das Schwitzbad keineswegs ein Privileg der Jungen und Schönen ist.

Abwehrstoffen gegen Krankheitserreger in der vermehrten Sekretion der Schleimhäute während des Schwitzbades wurde bereits genannt, zusätzliche Stoffe zur Infektionsabwehr produziert auch die stark durchblutete Haut.

Nicht nach dem ersten Versuch aufgeben

Bei manchen Saunaneulingen stellt sich nach dem Schwitzbad ein starker, aber nur kurz dauernder Schnupfen ein, oder es treten vorübergehende Kopfschmerzen auf. Dies veranlasst den einen oder anderen zu der Ansicht, er würde die Sauna nicht vertragen. Tatsächlich ist dies aber nur bei sehr wenigen Menschen der Fall und dann meist aus Krankheitsgründen, die nicht immer sofort erkannt worden sind.

Denken Sie an den Sport: Nur weil man einen Muskelkater hat, muss man nicht gleich das Training abbrechen. Vielmehr sollte man den langfristigen Nutzen des Saunabadens im Hinterkopf behalten und eine momentane Schwächung nicht überbewerten.

Innerlich angespannte Menschen neigen leicht dazu, sich in der Sauna beengt zu fühlen und Platzangst zu entwickeln. Suchen Sie sich eine geräumige Einrichtung aus, und finden Sie heraus, zu welchen Zeiten das Schwitzbad weniger besucht ist.

Nervosität und ihre Folgen eindämmen

Die moderne Lebensführung erzeugt bei vielen Menschen das Gefühl eines enormen Zeitdrucks. Zahlreiche Stressfaktoren und Umweltbelastungen sind hinzugekommen und wirken sich auf vielfältige Weise auf unser Nervensystem und folglich indirekt auch auf unsere Organe aus. Dieser für zahlreiche psychosomatische Störungen wie Herz- und Magenkrankheiten verantwortliche Teufelskreis lässt sich durch regelmäßiges Saunabaden durchbrechen.

Besonders empfehlenswert ist das Schwitzbad für Menschen mit nervösen Beschwerden, bei denen andere Methoden zunächst nicht helfen. Die Sauna entspannt und beruhigt nämlich über die Einwirkung auf den Körper, während viele Therapieformen oder Techniken wie z. B. das autogene Training ein hohes Maß an Konzentration und innerer Sammlung erfordern, zu der man bei seelischer Anspannung oft gerade nicht fähig ist.

Sich frei machen von Zeitdruck

Die wohl tuende Wärme der Sauna bewirkt die Entspannung des vegetativen Nervensystems, das von sich aus alle wesentlichen Körperfunktionen steuert. Selbst der Saunaneuling spürt diese entspannende Wirkung sofort, während der körperliche Nutzen sich erst längerfristig einstellt. Ein Teil dieser entspannenden Wirkung hängt nicht nur mit der Wärme zusammen, sondern liegt auch darin begründet, dass man sich zum Saunabaden genügend Zeit gönnen sollte. Wer eben mal in der Arbeitspause für eine Stunde in die Sauna gehen will und dabei ständig auf die Uhr schaut, weil er pünktlich wieder am Arbeitsplatz sein muss, für den wird sich der Saunagang nicht lohnen. Besser ist es, sich nach der Arbeit zwei Stunden Zeit zu nehmen und dabei bewusst den Alltagsstress auszuschalten. In der Ruhe des Schwitzraums lösen sich auch bedrückende Gedanken, und vielleicht sieht man die Dinge in einem anderen Licht.

Abbau von Giftstoffen wird beschleunigt

Die entschlackende Wirkung der Sauna wurde schon weiter oben beschrieben. Es werden aber nicht nur Nieren und Haut zu vermehrter Ausscheidung von Schadstoffen angeregt, auch ein träger Darm wird durch die wechselnden Temperaturreize mobilisiert. Wichtig für diesen Effekt ist allerdings die reichliche Flüssigkeitszufuhr nach der Sauna. Außerdem gibt es eine japanische Forschungsreihe, die festgestellt hat, dass über die Schweißdrüsen bestimmte giftige Schwermetalle verstärkt ausgeschieden werden, allen voran Kupfer, Kadmium, Blei und Zink. Regelmäßige Saunabesuche haben also eine zusätzlich gesunde Wirkung, indem diese Schwermetalle ausgeschwitzt werden, bevor sie in zu starker und damit schädlicher Konzentration im Körper auftreten.

Den Muskelkater schneller loswerden

Viele Sportler wissen um die positive Wirkung der Sauna auf ihren Körper. Denn wer nach einer längeren Pause wieder trainiert, bei dem spei-

> Wenn irgend möglich, sollten Sie nach der Sauna nur noch Vergnügliches vor sich haben. Physiologisch ist zwar der Vormittag die günstigste Zeit für ein Saunabad, in der Regel ist es aber leichter, sich am Abend von weiteren Verpflichtungen freizuhalten.

chern die Muskeln reichlich Milchsäure als Neben- und Abfallprodukt der Energieversorgung während der körperlichen Belastung. Diese verursacht – neben anderen Faktoren – den leidigen Muskelkater und muss daher möglichst schnell über das Blut abtransportiert und anschließend ausgeschieden werden. Die Wärme der Sauna fördert diesen Vorgang und beugt direkt nach dem Sport Muskelschmerzen vor.

Noch unangenehmer als Muskelkater ist der Muskelkrampf. Dieser tritt bei einer Überanstrengung auf, die besonders oft bei sportlicher Bewegung mit nicht ausreichend erwärmten Muskeln vorkommt. Typisch sind z.B. jähe Wadenkrämpfe beim Schwimmen in kaltem Wasser. Der Muskel zieht sich schmerzhaft zusammen und lässt sich kurzzeitig nicht mehr entspannen. Wer sehr häufig unter Muskelkrämpfen leidet, sollte sich auf einen Mineralstoffmangel unte suchen lassen. Der regelmäßige Besuch der Sauna hilft durch das Training aller Blutgefäße Muskelkrämpfen vorzubeugen, die nicht auf einem Nährstoffdefizit beruhen.

Gewichtsverlust in der Sauna

Jeder zweite Saunabesucher trägt zu viele Pfunde mit sich herum, und mancher hofft, durch regelmäßige Schwitzbäder das eine oder andere davon zu verlieren. Zunächst lässt sich direkt nach der Sauna in der Tat ein Gewichtsverlust messen. Dieser geht aber hauptsächlich auf das Konto des Schwitzens.

Der Wasserverlust wird aber durch das vermehrte Trinken hinterher wieder ausgeglichen. Die Flüssigkeitsaufnahme ist wichtig im Zusammenhang mit der bereits besprochenen Nierentätigkeit. Ohne Flüssigkeit können die Schlacken nämlich nicht abtransportiert werden, und der gewünschte Reinigungseffekt würde sich vermindern.

Die Sauna ist kein Schlankmacher

Entgegen der weit verbreiteten Hoffnung ist die Sauna also mit Sicherheit kein Schlankmacher. Das Gegenteil könnte sogar für diejenigen gelten, die den vermehrten Durst mit gesüßten Getränken wie Cola und

Bei großem Übergewicht sollte der Arzt befragt werden, ob das Saunabaden ratsam ist. Die zusätzlichen Pfunde können den Kreislauf stark belasten, so dass eventuell erst etwas »abgespeckt« werden muss, bevor man das Schwitzbad genießen kann.

anderen Limonaden oder mit nährstoffreichen Getränken wie Bier stillen. Dann wird dem Körper mehr Energie zugeführt als er beim Saunabaden verbraucht. Zudem macht Saunabaden, ähnlich wie Schwimmen, hungrig. Wer also anschließend beim Essen zu kalorienreich zuschlägt, für den wird der erhoffte Saunaeffekt der Gewichtsabnahme ebenfalls in das Gegenteil umschlagen.

Saunabaden kann aber durchaus eine sinnvolle Ergänzung einer gewichtsreduzierenden Diät sein. Durch den Abbau von Fettgewebe wirkt häufig die Haut schlaffer und schlechter durchblutet. Das Schwitzbad macht Bindegewebe und Haut elastischer und straffer und sorgt so dafür, dass Sie nicht nur schlanker, sondern auch schöner werden.

Gesundheitsstörungen heilen

Die weiter vorne behandelten Wirkungen der Saunawärme auf Körper und Seele wirken nicht nur vorbeugend gegen zahlreiche Krankheiten, sondern steigern auch das seelische Wohlbefinden. Damit schaffen sie einen Ansatzpunkt für die Heilung auch solcher organischer Beschwerden, die psychosomatisch bedingt sind. Als unterstützende Therapie zur Linderung psychischer Störungen ist das regelmäßige Saunabaden ebenfalls gut geeignet.

Hautkrankheiten in der Sauna behandeln

Die Haut ist das größte Organ des menschlichen Körpers und dehnt sich bei einem Erwachsenen auf einer Fläche von eineinhalb bis zwei Quadratmetern aus. Sie schützt den Körper nicht nur durch ihren mehrschichtigen Aufbau, sondern ist auch ein wichtiges Sinnesorgan, das unseren Nervenzellen äußere Temperaturänderungen übermittelt und Schutzreaktionen veranlasst. Mit ihren so genannten Warm- bzw. Kaltpunkten, die Rezeptoren genannt werden, ist sie der Melder, der die Temperatursteuerung des Körpers beeinflusst. Sie regelt den menschlichen Wärmehaushalt durch Wärmeabstrahlung und hat

Allergische Reaktionen werden durch regelmäßigen Saunabesuch häufig gemildert, oder sie treten seltener auf. Dieser Effekt beruht wahrscheinlich auf der allgemeinen Regulierung des Immunsystems.

Saunabaden gegen Hautkrankheiten	
• Akne	• Nesselsucht
• Allergische Ekzeme	• Schuppenflechte

zudem über die Schweißdrüsen wichtige Stoffwechsel- und Ausscheidungsfunktionen.

Hautkrankheiten haben viele Ursachen und sind häufig auch Ausdruck für gestörte Funktionen anderer Organe. In jedem Fall ist das körperliche Wohlbefinden stark beeinträchtigt, wenn man sich im wahrsten Sinne des Wortes »nicht wohl in seiner Haut fühlt«. Dem kann in manchen Fällen durch Saunabaden abgeholfen werden.

Akne und andere Hautkrankheiten

Akne ist eine meist chronisch auftretende Hauterkrankung, bei der die Poren der Haut durch eine überhöhte Talgproduktion verstopft sind. Dadurch entstehen Pickel, Mitesser und Pusteln. In schlimmeren Fällen bilden sich schmerzhafte Knoten unter der Haut, die später nach außen aufbrechen und unschöne Narben hinterlassen können.

Auch wenn es nur bedingt empfohlen werden kann, mit Akne, allergischen Ekzemen oder Nesselsucht in eine öffentliche Sauna zu gehen, so gibt es doch die Möglichkeit, entweder in einer Heimsauna oder in einer klinischen Sauna unter der Aufsicht eines Arztes die positiven Effekte der Sauna, die sich bei diesen Patienten gezeigt haben, auf sich wirken zu lassen. Sehr günstig ist z. B. die porenerweiternde Wirkung des Schwitzbades vor der Öffnung von Aknepusteln durch eine erfahrene Kosmetikerin.

Schuppenflechte (Psoriasis)

Schuppenflechte zeigt sich durch gerötete, silbrig-schuppende, unterschiedlich große Krankheitsherde. Meist sind die Innenseiten von Armen und Beinen, die Kopfhaut, der Rücken sowie die Finger- und Fußnägel

Bei Entzündungen innerer Organe oder größeren offenen Wundstellen auf der Haut darf man nicht in die Sauna. Als Grundregel gilt, dass alle entzündlichen Prozesse durch Hitze eher noch verschlimmert werden. Nach der akuten Phase dagegen kann Saunabaden heilungsbeschleunigend wirken.

befallen. Psoriasis ist anlagebedingt, kommt aber nicht bei jedem Träger zum Ausbruch, sondern wird vielmehr durch unterschiedliche Auslöser hervorgerufen.

Dazu gehören einerseits akute Infekte wie Grippe oder Lungenentzündung, andererseits können klimatische Einflüsse eine Rolle spielen. Ebenso sind übermäßiger Alkoholkonsum, Übergewicht und psychischer Stress als auslösende Faktoren bekannt. Aber auch Medikamente gegen Bluthochdruck und Malaria können zu akuten Schüben führen.

Für die Schuppenflechte gilt natürlich ebenfalls, dass sie in ärztliche Behandlung gehört. Doch auch hier haben Untersuchungen eine positive Wirkung des Saunabadens gezeigt.

Asthma

Asthma ist meist eine allergische Erkrankung, die bereits im Kindesalter auftreten kann. Typische Kennzeichen sind Atemnot und kurze, flache Atemzüge mit erschwerter Ausatmung, Enge- und Druckgefühl in der Brust sowie Husten. Diese Symptome verstärken sich in der Regel im Lauf der Zeit, und die Häufigkeit der Anfälle nimmt zu.

Asthma kann genetisch bedingt sein oder durch eine Überempfindlichkeit gegen bestimmte Allergene, wie beispielsweise Pflanzen, Tierhaare, manche Nahrungsmittel oder chemische Substanzen. Auch ein durch nicht ausgeheilte Infekte geschwächtes Abwehrsystem sowie psychische Überlastung kommen als Ursachen für Asthma infrage.

Wie Saunabaden gegen Asthma hilft

Viele Asthmakranke vertragen die trockene Saunaluft erstaunlich gut und bleiben bei regelmäßigem Saunabesuch meistens von weiteren Anfällen verschont.

Dies liegt zum einen darin, dass die Wärme der Saunaluft die Durchblutung fördert und die Muskeln entspannt. Das betrifft natürlich auch die Rumpfmuskeln, die um die Lunge herum angelagert sind. Die positive

> Neben den körperlichen Auswirkungen hilft auch der seelisch ausgleichende Effekt der Sauna bei Asthma. In den meisten Fällen spielt bei dieser Krankheit die psychische Komponente eine Rolle, die bei der Behandlung nicht vernachlässigt werden darf.

> Saunaneulinge verspüren oft bei den ersten Aufenthalten im Schwitzraum ein unangenehmes Brennen an den unteren Rändern der Nasenflügel beim Einatmen der heißen Luft. Dies lässt aber schon nach kurzer Gewöhnungszeit nach.

Beeinflussung des vegetativen Nervensystems sorgt für eine ausgeglichene Grundstimmung, die für die weitere Genesung förderlich ist. Außerdem werden die Schleimhäute durch die Wärme besser durchblutet, der Schleim löst sich. Damit wird das Atmen befreiter und leichter. Ebenfalls positiv ist die Anregung der Nebennierenrinden zu vermehrter Tätigkeit. Aus diesen Gründen wird auch für asthmakranke Kinder die Sauna als Therapieunterstützung von Ärzten empfohlen.

Bronchitis

Eine akute oder chronische Entzündung der Bronchien tritt meist im Zuge fieberhafter Erkältungen auf. Ihre Entstehung wird jedoch auch durch Rauchen und ausschließliche Mundatmung, z. B. bei Dauerschnupfen oder Wucherungen in der Nase gefördert. Erste Anzeichen sind Brennen und Schmerzen in der Brust, Kitzeln im Kehlkopf sowie heftiger, starker Reizhusten und ein allgemeines Schwächegefühl. Bei raschen Wetterumschwüngen kommt es zu länger anhaltenden Hustenanfällen. Nach einigen Tagen lässt der Husten nach, und der Schleim löst sich.

Wie Saunabaden gegen Bronchitis hilft

Prinzipiell gilt für Bronchitis und Saunabaden dasselbe wie für Asthma. Lediglich bei einer akuten, heftigen Bronchitis ist meist ein Saunagang nicht empfehlenswert. Sobald die akuten Erscheinungen abgeklungen sind, steht einem Schwitzbad nichts mehr im Weg. Im Gegenteil, regelmäßiges Saunabaden hilft durch die sich verstärkende Entspannungswirkung und Schleimabsonderung, Atembeschwerden in den Griff zu bekommen. Die heilende Wärme des Saunabades nützt ebenfalls bei chronischen Katarrhen, beispielsweise der Nasennebenhöhlen. Sowohl für Asthma als auch für Bronchitis gilt darüber hinaus, dass die Harmonisierung des körpereigenen Immunsystems und die daraus resultierende geringere Infektanfälligkeit für den Verlauf beider Krankheiten wesentlich ist. Der regelmäßige Saunabesuch kann der erste Schritt in Richtung beschwerdefreies Atmen sein. Da beide Krankheiten häufig im Zusammenhang mit psychischem Stress stehen, fördert die Steigerung des seelischen Wohlbefindens durch Saunabaden auch hier die Gesundung.

Mit Herzbeschwerden in die Sauna?

Diese Frage wird von Patienten besonders häufig gestellt, kann aber nicht pauschal beantwortet werden. Vielmehr kommt es auf die näheren Umstände der Herzbeschwerden an. Mit Sicherheit gehören Kranke mit frischem Herzinfarkt und Menschen, die schon bei geringer körperlicher Belastung zur Herzschwäche neigen, nicht in eine Sauna. Bei leichteren Herzbeschwerden hingegen besteht kein Risiko. Sprechen Sie aber unbedingt mit Ihrem Arzt über Ihre Absicht, in die Sauna zu gehen.
Um die Belastung des Herzens in der Sauna zu beurteilen, muss man sich Folgendes vor Augen halten: Die beförderte Blutmenge steigt zwar fast auf das Doppelte, der Puls steigt aber nur um rund 50 Prozent, d. h., es besteht keine Gefährdung, dass die Herzmuskeln selbst unterversorgt werden. Diese wirtschaftliche Arbeitsweise des Herzens führt sogar zur Verringerung des Blutdrucks, dessen Verhalten im nächsten Abschnitt behandelt wird.

Richtig angewendet ist die Sauna unschädlich

Die Steigerung der Herzfrequenz (Puls) um 50 Prozent kann auch nicht mit der Belastung während einer sportlichen Betätigung verglichen werden. Ein Trainingseffekt für den Kreislauf wie er beim Laufen oder Radfahren festgestellt werden kann, tritt beim Saunabaden nicht ein. Ein regelmäßiges Saunabad kann also sportliche Aktivität nicht ersetzen. Die einzige Gefährdung, der sich Saunabadende hin und wieder selbst aussetzen, liegt in der Überschätzung der eigenen Kräfte und der unsachgemäßen Durchführung des Saunabadens, wie z. B. eine zu lange Verweildauer im Schwitzraum und sportliche Übungen in und nach der Sauna. Sportliches Training vor der Sauna ist hingegen unbedenklich, wie das regelmäßige Saunabaden finnischer Sportler bewiesen hat.

Sehr gefährlich ist es für Sportler, rasche Gewichtsverluste in der Sauna erzielen zu wollen, wie das bei manchen Sportarten erwünscht ist. Durch das so genannte Abkochen von mehreren Kilogramm Gewicht im Schwitzbad sind schon ein Jockey und ein Boxer zu Tode gekommen.

Bluthochdruck

Wenn der Wert bei wiederholten Messungen zu verschiedenen Zeiten über 160/95 mmHg liegt, gilt der Blutdruck als erhöht. Dies verursacht zunächst, abgesehen von zeitweiligen Kopfschmerzen und Schwindelanfällen, kaum Beschwerden und wird deshalb häufig als Bagatellerkrankung auf die leichte Schulter genommen. Zu Unrecht, denn durch den hohen Druck werden die Blutgefäße ständig überansprucht.
Auf die Dauer kommt es dadurch zu Veränderungen an den Arterien, die schweren Krankheiten wie Arteriosklerose, Herzinfarkt, Schlaganfall und Nierenversagen den Weg ebnen können.

Saunabaden stabilisiert den Blutkreislauf

Kühlen Sie sich langsam ab, wenn Sie unter hohem Blutdruck leiden. Bleiben Sie ausreichend lange im Frischlufttraum, und gehen Sie langsam auf und ab. Beim anschließenden Duschen beginnen Sie an den Füßen, richten dann den Strahl auf Arme und Beine und lassen das Wasser erst ganz zum Schluss über Kopf, Rücken und Bauch rinnen.

In der Sauna werden durch die Hitze die arteriellen Blutgefäße stark erweitert. Die Pulserhöhung wird jedoch von der größeren Blutfördermenge mehr als aufgefangen, so dass der Blutdruck insgesamt sinkt. Das gilt sowohl für den oberen Wert, den systolischen Blutdruck, der während der Blutentleerung der Herzkammern gemessen wird, als auch für den unteren Wert, den diastolischen Blutdruck, der während der Blutauffüllung des Herzens festgestellt wird. Dies konnte man durch zahlreiche Blutdruckmessungen an Patienten vor, während und nach dem Saunabaden beobachten.
Der positive Blutdrucksenkungseffekt besteht für die von Bluthochdruck Betroffenen nicht nur in der kurzen Zeit im Schwitzraum. Wenn man in der Abkühlungsphase auf das Kaltwasserbecken verzichtet, was jedem, der eine Neigung zur Herzschwäche hat, geraten werden muss, dann bleibt er auch darüber hinaus erhalten. Außerdem sollte man als Bluthochdruckkandidat vorsichtig mit dem Saunabaden beginnen und Verweildauer und Anzahl der Gänge nur langsam steigern.

Psychische Störungen ausgleichen

Die bereits oben besprochenen Wirkungen des Saunabades auf das Nervensystem werden noch erweitert um die gesteigerte Tätigkeit der

Nebennierenrinden. Der daraus folgende erhöhte Ausstoß von Kortikoiden, also Stresshormonen, mag zunächst bedenklich erscheinen. In der Tat ist der Ausstoß jedoch harmlos im Vergleich zu tatsächlichen Stressfaktoren und fördert bei manchen Krankheiten wie Asthma und allergischen Ekzemen die Gesundung.

Neben den vielfältigen Wirkungen auf die Organe und der Steigerung der körperlichen Abwehrkräfte führen die Wärmereize der Sauna auch zu einer Harmonisierung des Gemütszustandes. Diese Eigenschaft wird vor allem bei der Behandlung von Menschen mit nervösen Störungen genutzt, bei denen Entspannung ein wichtiger Schritt ist, um mit den zahlreichen Folgekrankheiten von Nervosität fertig zu werden. Denn nur ein entspannter Mensch kann wirklich gesunden.

Mit Saunabaden Ängste überwinden

Ein wichtiger Ansatz der Psychotherapie bei Angstpatienten besagt, dass ein Patient vorsichtig dazu gebracht werden sollte, gerade das zu tun, wovor er sich fürchtet. Dies hilft ihm entscheidend dabei, sachlich unbegründete Ängste in den Griff zu bekommen. Nun gibt es manche Menschen, die sich vor der Hitze und Enge in der Sauna fürchten. Wenn ein ängstlicher Mensch allerdings unter entsprechender Betreuung Schritt für Schritt das Saunabaden übt, dann wird er mit der Zeit seine Scheu davor verlieren, mehr Selbstvertrauen fassen und erkennen, dass seine Angst unverhältnismäßig war. Dieser Vorgang findet natürlich seine Grenzen bei denjenigen, die so entmutigt sind, dass sie noch nicht einmal an die Möglichkeit einer Besserung glauben.

Wenn Sie sich vor Ihrem ersten Saunabesuch etwas ängstlich fühlen, sollten Sie sich von einem guten Freund begleiten lassen und Schwitzbäder meiden, in denen ständig Aufgüsse gemacht werden oder die Treffpunkt von großen, zu Späßen aufgelegten Runden sind.

So wirken Farben auf das Gemüt

Rot:	Wirkt anregend auf die Haut und die Drüsen
Gelb:	Wirkt anregend auf die Nerven und günstig auf die Verdauungsorgane
Blau:	Wirkt beruhigend, senkt den Blutdruck
Grün:	Wirkt beruhigend bei Schlafstörungen

Die Sauna-Farblicht-Therapie gegen Depressionen

In den skandinavischen Ländern, in denen die Sauna noch wesentlich weiter verbreitet ist als in Deutschland, benutzt man seit längerem die so genannte Sauna-Farblicht-Therapie als Behandlung zur Stimmungsaufhellung. Sie dient zur Linderung und Beseitigung von Depressionen und der Verbesserung der Geisteskräfte.

Die Farbenlehre und die Wirkung der einzelnen Farbtöne auf den Gemütszustand des Menschen kann man schon bei Goethe nachlesen. In der Sauna-Farblicht-Therapie wird die Sauna mit der entsprechenden Farbe ausgeleuchtet, so dass neben der Wärme auch das Licht auf den ganzen Körper und die Seele wirken kann.

Schlafstörungen lindern

Eine weitere positive Wirkung des Saunabadens ist die Eindämmung von Schlafstörungen, die durch Nervosität und Ruhelosigkeit hervorgerufen werden. Die wohlige Erschöpfung nach der Sauna führt zum schnelleren Einschlafen und zu selteneren Aufwachphasen in der Nacht. Obwohl sich die Schlafdauer insgesamt nicht erhöht, fühlt man sich durch die deutlich längere und intensivere Tiefschlafphase wesentlich ausgeruhter und frischer.

Um zu schlafen wie ein Murmeltier, sollten Sie nach dem Saunabad den Tag ruhig ausklingen lassen und den Organismus nicht mehr durch schweres Essen, Alkohol, Nikotin oder aufregende Diskussionen aufputschen.

Wie Sie Risiken in der Sauna vermeiden

Bisher wurde die Vielseitigkeit der Sauna bei der Behandlung diverser Beschwerden und Störungen aufgezeigt. Diese sind wissenschaftlich nachgewiesen und in der ärztlichen und therapeutischen Praxis bestätigt worden. Wenn Sie dennoch die positive Wirkung des Saunabadens nicht bestätigen können oder sich sogar danach schlapp und unwohl fühlen, sollten Sie das folgende Kapitel besonders aufmerksam lesen. Meist ist der falsche Gebrauch des Schwitzbades oder Übertreibung daran schuld.

Auf die richtige Dosierung kommt es an

Voraussetzung für die Entfaltung seiner heilsamen Kräfte ist natürlich eine richtige Dosierung des Saunabades entsprechend der individuellen körperlichen Konstitution. Das Saunabaden ist insofern einem Trainingsprogramm vergleichbar, als dass auch hier etwas für die Gesundheit getan wird, indem man langsam und stufenweise sein Pensum aufbaut. So kann man die Länge der einzelnen Saunagänge mit der Zeit steigern, sie sollte sich aber im Rahmen von acht bis zwölf, höchstens 15 Minuten bewegen. Wie schon zuvor betont, gilt die Devise: Lieber kurz und heiß saunieren als länger und im kälteren Bereich der Sauna auf den unteren Bänken. Anschließend sollte die Abkühlungsphase mit Außenluft und Kaltwasser den individuellen Voraussetzungen angepasst sein.

Den Kreislauf nicht überbelasten

Die Zahl der Saunazwischenfälle ist gemessen an der großen Zahl der Saunagänger verschwindend gering. Eine mögliche Gefahrenquelle liegt in der Überbelastung des Herzens und des Kreislaufs durch falsches Ver-

Sehr verführerisch ist oft im Urlaub das Angebot verschiedener Badeformen in Kur- und Sporthotels. Man wechselt von der Sauna ins Dampfbad und von dort in den Whirlpool, um mit ein paar Runden im Schwimmbad abzuschließen. Das kann leicht zu Problemen durch eine Überlastung des Kreislaufs führen.

Abkühlungsphase am See – die romantische und stille Umgebung einer Seenlandschaft steigert den Saunagenuss als zusätzliche Entspannung für die Seele.

> Finnlandreisende haben schon berichtet, dass ihre Gastgeber bis zu einer halben Stunde im Schwitzraum verbrachten. Solche Übertreibungen kommen auch hier vor und werden manchmal wie eine Mutprobe gewürdigt. Ein an die Hitze gewöhnter Organismus wird dies zwar vertragen, aber zur Nachahmung ist es nicht zu empfehlen.

Diese Fehler sollten Sie vermeiden

- In der Sauna sollten Sie ruhig auf Ihrem Platz sitzen und nicht ständig die Bank wechseln.
Die unterschiedlichen Temperaturzonen setzen Ihrem Körper auf verschiedene Weise zu, und Bewegung wirkt in der Sauna extrem belastend.
- Wenn Sie in Gesellschaft saunieren, dann unterhalten Sie sich vor dem Besuch des Schwitzraums oder danach. Am besten eignet sich die Zeit nach dem Kaltwasserbad, während Sie vor dem nächsten Gang ein warmes Fußbad nehmen. Im Schwitzraum selbst kann langes Reden die Gefahr eines Kollapses heraufbeschwören.
- Es kann gar nicht oft genug betont werden, dass man die Sauna nicht als Härtetest für den eigenen Körper begreifen soll: Länger ist nicht besser und gesünder. Vielmehr gilt zuallererst das eigene positive Körpergefühl. Wenn man feststellt, dass man genug Hitze abbekommen hat, dann sollte man die Sauna verlassen, auch wenn die Bekannten vielleicht noch länger bleiben, weil sie öfter saunieren.
- Es muss auch nicht jeder danach ins Kaltwasserbad springen. Ein kalter Abguss oder eine kalte Dusche erfüllen ihren Zweck genauso und wirken ebenfalls sehr gut.

halten in der Sauna. Wir haben schon weiter oben festgestellt, dass ein richtig durchgeführtes Saunabad prinzipiell keine übergroße Anstrengung darstellt und daher für die meisten Menschen bedenkenlos ist.

Sauna kombiniert mit anderen Bädern

In manchen Anlagen stellt sich das folgende Problem nicht, weil es außer der Sauna keine weitere Bademöglichkeit mehr gibt. Bei größeren Sportanlagen hingegen findet man neben einer Sauna oft auch ein Dampfbad vor. Hier liegt das Risiko in der Parallelbenutzung verschiedener Badeformen, die unterschiedlich auf den Körper einwirken. Wer sich nach dem Schwitzraum nicht ausführlich oder eventuell warm duscht, zu schnell in ein Dampfbad geht oder in ein zu warmes Schwimmbecken steigt, der nimmt das Risiko eines Kreislaufkollapses unnötig in Kauf. Es soll noch einmal erwähnt werden, dass man, wenn überhaupt, vor und nicht nach dem Saunabad Sport treibt, und auch dann genügend Abstand zwischen Aktivität und Sauna einplant. Wenn Sie unbedingt mehrere Badeformen ausprobieren wollen, dann achten Sie darauf, dass Sie sich genügend Zeit zur Abkühlung nehmen.

Nikotin in der Sauna

Dies ist nicht der entsprechende Ort, um auf Suchtkrankheiten und ihre Folgen näher einzugehen. Im Zusammenhang mit dem Saunabad sollen aber die speziellen Risiken behandelt werden. Nikotingenuss führt selbst in geringen Mengen, wie sie in einer halben Zigarette vorkommen, zu einer Verengung der Blutgefäße. Dieser Vorgang hält bis zu einer Stunde an. Da die günstige Saunawirkung aber gerade auf der Erweiterung der Gefäße beruht, sollte man mindestens zwei Stunden vor dem Saunabesuch nicht mehr rauchen. Nach dem Verlassen des Schwitzraums sind die Gefäße stark erweitert und der Puls schlägt schneller. Wer dann raucht, verstärkt die negativen Folgen des Nikotins erheblich, weshalb auch nach dem Saunabad eine Weile auf das Rauchen verzichtet werden sollte.

Fasten und Sauna

Es ist nicht sinnvoll, während einer Fastenkur, die den Körper stark beansprucht und die Neigung zu Schwächezuständen und vorübergehenden Ohnmachtsanfällen vergrößert, in die Sauna zu gehen. Ein mildes Saunabad verträgt sicher auch der Fastende. Ein den Körper über das Fasten hinaus stark anstrengendes Saunatraining hingegen ist aus medizinischer Sicht bedenklich. Eine Personengruppe, die in aller Regel bedenkenlos die Sauna aufsuchen kann, stellen die besonders schlanken Menschen dar. Ihre Befürchtung, durch ein Saunabad noch mehr Gewicht zu verlieren, ist ebenso unbestätigt wie die Hoffnung eines Übergewichtigen, durch die Sauna überflüssige Pfunde zu verlieren.

Natürlich können Sie auch während einer milden Diät oder Entschlackungskur die Sauna besuchen. Achten Sie darauf, etwa zwei Stunden vorher eine zu Ihrem Diätplan passende Mahlzeit zu sich zu nehmen, damit Ihr Blutzuckerspiegel nicht zu sehr absinkt.

Praktische Tips für das Saunabaden

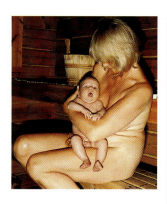

Saunagänge sind auch für Mütter mit Zuwachs wohltuend.

Saunabaden – (fast) für jeden geeignet

Wenn man nach Finnland mit seiner langen Saunatradition blickt, dann könnte einem Mediziner dabei der Gedanke in den Sinn kommen, dass es sich hier um ein riesiges Saunaversuchsgelände handelt. Ob Kinder oder Erwachsene, fast jeder geht regelmäßig zum Saunabaden. Daher liegen uns auch genügend Erkenntnisse darüber vor, wer auf jeden Fall in die Sauna gehen darf und wer es lieber nicht oder nur bedingt tun sollte. Dass Saunabaden bei etlichen Beschwerde- und Krankheitsbildern mit Erfolg eingesetzt wird, wurde im vorigen Kapitel bereits besprochen.

Grundsätzlich gilt, dass fast jeder von den positiven Wirkungen des Saunabadens profitieren kann. Wer also nicht zu denjenigen gehört, die aus medizinischen Gründen nicht oder nur eingeschränkt saunieren sollten, der schenkt sich langfristig ein Stück Lebensfreude, weil er seine körperlichen Kräfte stärkt und sein seelisches Wohlbefinden fördert.

Schwanger in die Sauna?

Schwangere Frauen sieht man in Deutschland noch selten in der Sauna. Viele mögen während dieser Zeit keine Gemeinschaftssauna besuchen oder fürchten ein Risiko. Wenn Sie eine geburtsvorbereitende Gruppe besuchen, finden Sie sicher Gleichgesinnte oder können sich über die Erfahrungen anderer informieren.

Schwangere Frauen sind in Finnland seit jeher in die Sauna gegangen. Es gibt inzwischen nicht nur dort genügend wissenschaftliche Abhandlungen, die belegen, dass dies völlig gefahrlos ist. Es bietet im Gegenteil sogar einige Vorteile, weil die Wehenschmerzen bei der Entbindung verringert werden, die Geburtswege sich erweitern und damit die Geburtszeiten kürzer sind. Doch Saunabaden ist nicht nur eine gute Vorbereitung für die Geburt selbst, sondern gestaltet auch den Schwangerschaftsverlauf angenehmer. Dabei sollte natürlich Maß gehalten und nur einmal in der Woche sauniert werden.

Erleichtert die Geburt

Besser durch die Schwangerschaft mit Saunabaden

Der Abtransport der Schlacken beim Saunabaden wirkt sich positiv auf Mutter und Kind aus, und die Wasseransammlung im Gewebe, die bei manchen Frauen problematische Dimensionen annehmen kann, wird durch das Ausschwemmen von Gewebeflüssigkeit ebenfalls geringer.
Ein weiterer, nützlicher Effekt betrifft die Veränderung der Blutverteilung und die Kreislaufumstellung während des Saunabades. Die enorme Belastung des Kreislaufs während der Geburt trifft eine schwangere Frau als geübte Saunagängerin besser vorbereitet. Schließlich hat man bei den Untersuchungen schwangerer Frauen, die regelmäßig sauniert haben, beobachtet, dass sie von lästigen Krampfadern oder Thrombosen verschont blieben.

Mit Kindern in die Sauna?

Aus der Geschichte des Saunabadens wissen wir, dass es früher in Finnland üblich war, Kinder in der (natürlich nicht voll geheizten) Sauna zur Welt zu bringen und auch Säuglinge in die Sauna mitzunehmen.

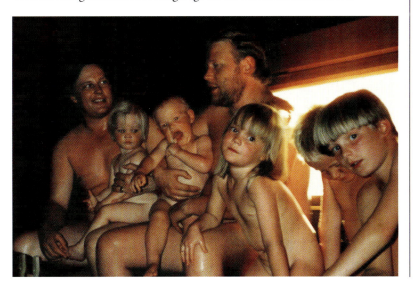

Nach der Entbindung hilft Saunabaden dabei, das gedehnte Bindegewebe zu regenerieren und eventuell entstandene Schwangerschaftsstreifen zu mildern.

Saunen ist für die ganze Familie geeignet. Man sollte allerdings die Grenzen gerade der kleinsten Familienmitglieder erkennen.

Praktische Tips für das Saunabaden

> ### Wie man mit Kindern sauniert
>
> Aus medizinischer Sicht ist es absolut unproblematisch, wenn Kinder genauso lange in der Sauna bleiben wie Erwachsene, also acht bis zwölf Minuten. Für Eltern erwächst daraus der Vorteil, dass die Kinder dabei immer unter ihrer Obhut bleiben. Wenn Sie es irgendwie einrichten können, dann sorgen Sie dafür, dass Ihr Kind nicht das Einzige in der Sauna ist. Dann wird Ihrem Kind auch im Schwitzraum nicht langweilig.

Inzwischen hat man durch Untersuchungen festgestellt, dass selbst drei Tage alte Babys die Hitze vertragen, wenngleich sie nicht davon begeistert sind. Da ein Kind von Geburt an über die notwendigen Wärmeabwehrmechanismen verfügt, ist es nicht verwunderlich, dass Kinder in der Sauna keinen größeren Temperaturanstieg erleiden als Erwachsene.

Im Gegenteil, es gibt einige Fakten, die für den Saunabesuch von Kleinkindern sprechen: Das durch Saunabaden gestärkte Immunsystem hilft den Kleinen bei der Abwehr von Infekten. Zudem wird ihr Bewusstsein für Hygiene und Sauberkeit gestärkt. Die Reizüberflutung durch die Medien, die in den letzten Jahren so stark zugenommen hat, macht zudem immer mehr Kinder anfällig für Nervosität, Konzentrationsschwäche und mitunter Schlafstörungen. Hier hilft die Sauna durch ihre beruhigende und tiefenentspannende Wirkung.

Kindern fällt es meist schwer, sich in der Sauna ruhig zu verhalten. Das stört nicht nur die anderen Besucher, sondern bekommt ihnen selbst auch nicht gut. Sorgen Sie dafür, dass sich Ihr Nachwuchs vor dem Schwitzbad gründlich austoben kann, und lassen Sie ihn nicht unbeaufsichtigt in der Saunakabine.

Gibt es eine Altersgrenze für die Sauna?

Auf diese Frage könnte man mit zahlreichen Beispielen aus Finnland und anderenorts antworten, wo die ältesten Saunabesucher die Grenze von 80 Jahren deutlich überschritten hatten. Diese waren natürlich mit einer entsprechenden körperlichen Konstitution gesegnet, die sie nicht zuletzt dem manchmal lebenslang regelmäßigen Saunabad verdankten.

Das Alter bringt meist nur aufgrund der eintretenden natürlichen körperlichen Verschleißerscheinungen und Beschwerden gewisse Einschränkungen mit sich, wie sie aber auch schon für jüngere Menschen gelten können.

In diesem Zusammenhang stellt sich für den einen oder anderen die Frage, in welchem Alter man noch mit dem Saunabaden beginnen könne. Damit verhält es sich ähnlich wie mit dem Sport. Je früher im Leben man damit angefangen hat, desto besser ist der Körper an regelmäßige Belastungen gewöhnt. Wer keine gesundheitlichen Beschwerden hat, kann auch nach Überschreiten des 60. Lebensjahres noch mit dem Saunabaden beginnen. Allerdings ist es ratsam, vorher den Hausarzt zu konsultieren. Es spricht meist nichts dagegen, sein Leben lang die Sauna zu genießen.

Man sollte als Anfänger vor allem darauf achten, dass man sich Schritt für Schritt an die starken Temperaturunterschiede im Saunabad gewöhnt, und nicht versuchen, die Versäumnisse der Vergangenheit aufholen zu wollen. Eine Überdosierung stellt für den älteren Saunaneuling die größte Gefahrenquelle dar.

Obwohl die Sauna keineswegs die Haut strapaziert, sondern im Gegenteil sogar die Faltenbildung leicht mildern kann, sollten ältere Menschen auf eine gute Rückfettung durch Eincremen oder -ölen nach dem Bad achten. Bei ihnen ist die Haut oft sehr trocken, was sich manchmal durch Rötungen und Juckreiz, besonders an wenig gepolsterten Stellen wie an den Schienbeinen, bemerkbar macht. Austrocknend wirkt nicht das eigentliche Schwitzbad, sondern eher die reichliche Wasseranwendung danach.

Wer nicht in die Sauna gehen sollte

Dank der zahlreichen, medizinischen Untersuchungen rund um das Thema »Sauna« hat man inzwischen viel Erfahrung darüber sammeln können, wann Saunabaden einem Patienten (meist) vorübergehend verboten werden muss oder wann es die Gesundung verzögern würde.

In Zweifelsfällen sollte immer der Arzt zurate gezogen werden, der darüber befinden muss, ob Saunabaden unbedenklich für Ihre Gesundheit ist. Dass es relativ wenige Krankheiten und Beschwerdebilder gibt, bei denen man auf keinen Fall saunieren sollte, ist ein deutlicher Hinweis dafür, wie gering die Belastungen einer richtig angewendeten Sauna für den Körper sind.

Ältere Menschen schätzen am regelmäßigen Schwitzbad besonders die Linderung von Schlafstörungen, unter denen sie häufig leiden. Ein weiterer Vorteil ist die stimmungsaufhellende Wirkung, da gerade im Alter depressive Verstimmungen nicht selten sind.

Praktische Tips für das Saunabaden

> ### Bei diesen Krankheiten darf man nicht in die Sauna
>
> - Akute und fieberhafte Erkrankungen
> - Nicht auskurierte Erkrankungen an Herz und Kreislauf
> - Entzündungen, vor allem an Haut, inneren Organen und Blutgefäßen
> - Nicht ausgeheilte Lungentuberkulose
> - Epilepsie und epilepsieähnliche Anfälle
>
> Nicht empfehlenswert ist der Saunabesuch bei:
>
> - Schweren Leber- oder Nierenveränderungen
> - Hypertonien (erhöhter Blutdruck oder Augendruck, stärkere Muskelanspannung) ohne fassbare Gefäßveränderungen (Augenhintergrund), ohne Folgen am Herzen und an den Nieren
> - Schweren neurovegetativen Dysregulationen
> - Stärkeren Durchblutungsstörungen im Großhirn

Wann man trotzdem saunieren darf

Zu den Vorurteilen, die manche Menschen immer noch davon abhalten, in die Sauna zu gehen, gehört die weit verbreitete Annahme, dass bei einigen Störungen oder Ausnahmesituationen besser auf das Saunieren verzichtet werden sollte. Solche Vorurteile werden vor allem durch Unwissen und eine falsche Berichterstattung in den Medien häufig geschürt. Dass Schwangeren die Sauna meist empfohlen werden kann, wurde bereits erläutert. Aber auch bei folgenden Beschwerdebildern spricht aus medizinischer Sicht nichts gegen einen Gang in die Sauna:

- Zuckerkrankheit (die Erweiterung der Blutgefäße ist sogar von Vorteil)
- Krampfadern (Ausnahme: Entzündungen)
- Depressionen
- Bluthochdruck, sofern er behandelt wurde
- Glaukom (grüner Star)

Entgegen der landläufigen Meinung werden Krampfadern nicht durch Saunabaden verschlimmert. Man sollte aber darauf achten, im Schwitzraum die Beine nicht von der Bank herabhängen zu lassen, damit sich das Blut nicht in den Venen staut.

Im Zweifel rät der Arzt

Wer nur bedingt in die Sauna gehen sollte

Neben den wenigen Fällen, in denen vom Saunabesuch ganz abgeraten werden muss, gibt es auch Beschwerdebilder, bei denen er nur mit Einschränkungen empfohlen werden kann. Wer unter einer der folgenden Krankheiten leidet, sollte die Sauna lieber meiden:
- Subchronische und chronische Leberentzündungen
- Arterielle und venöse Gefäßkrankheiten
- Durchblutungsstörungen der Herzkranzgefäße
- Im Fall von Hautkrankheiten (Schuppenflechte, Akne und allergische Ekzeme) betrifft diese Empfehlung lediglich den Besuch öffentlicher Saunas (diese Krankheiten sind jedoch nicht ansteckend). Hier sollte besser eine Heimsauna oder eine klinische Sauna aufgesucht werden.

Wie man richtig sauniert

Das Schöne beim Saunabaden ist, dass man nicht wie bei manchen Sportarten schon lange im voraus einen Platz bestellen muss oder vom Wetter abhängig ist, sondern sich auch kurz entschlossen ein Stück Erholung gönnen kann. Alles was Sie zum Saunaspaß brauchen, ist die richtige Einstellung und mindestens zwei Stunden Zeit.

Sauna und Eile passen nicht zueinander. Wenn Sie in Zeitdruck sind, dann wird der Erholungseffekt nur gering sein. Also ist es sinnvoll, sein regelmäßiges Saunabad auf die Zeit nach dem Büro oder auf das Wochenende zu verlegen.

Keine Scheu vor dem Nacktsein

Der Saunagang beginnt im Ankleideraum mit dem Ablegen der Kleidung. Für manche entsteht schon dort ein Problem, weil sie davor zurückscheuen, nackt unter Menschen zu gehen. Da Sie im Saunaraum ohnehin ein Handtuch brauchen, können Sie es sich auf dem Weg dorthin um die Hüften schlingen.

> In manchen öffentlichen Saunas werden den Besuchern große Baumwolltücher zur Verfügung gestellt, die man auf den Gängen zwischen den einzelnen Räumen wie eine römische Toga um sich schlingen kann. Spätestens vor der Schwitzkabine müssen aber alle Hüllen fallen.

Praktische Tips für das Saunabaden

Badekleidung aber ist aus mehreren Gründen gefährlich für den Saunabadenden im Schwitzraum. Zum einen heizen sich die Textilien derart auf, dass sie zu Verbrennungen auf der Haut führen könnten, zum anderen würde durch sie ein Hitzestau auf der Haut entstehen, der das Schwitzen behindern und somit die Verdunstungskühlung blockieren würde. Ein Kollaps könnte die Folge sein.

Schmuck wie Ohrhänger oder auch der Ehering sowie metallene Haarnadeln und -spangen sollten ebenfalls im Umkleideraum oder besser gleich zu Hause bleiben, da sie glühend heiß werden. Das gilt natürlich ebenso für Brillen mit Metallgestell. Aber auch eine Kunststoffbrille nützt in der Sauna nicht viel: Die Gläser beschlagen sofort und man ist beeinträchtigter als ohne die Sehhilfe. Gut geeignet für das Schwitzbad sind allerdings Kontaktlinsen. Sie beschlagen nicht, und man muss auch keine Überhitzung oder Austrocknung der Linsen befürchten.

Eine Selbstverständlichkeit sollte es sein, vor dem Betreten des Schwitzraums das Make-up sorgfältig zu entfernen. Nicht nur, dass Lippenstift und Wimperntusche in der Hitze rasch verschmieren und davonrinnen, sie behindern auch die Hautatmung und können Reizungen verursachen. Das Einzige, was Sie auf dem Weg in die Sauna (außer dem Handtuch vielleicht) anhaben sollten, sind Badesandalen oder -pantoffeln. Sie halten die Füße warm, da man auf keinen Fall mit kalten Füßen in die Sauna gehen sollte. Außerdem vermeiden Sie damit die Übertragung von Fußpilz und ähnlichen Krankheiten.

Wenig empfehlenswert ist das Lesen im Schwitzraum. Man entspannt sich nicht richtig und bleibt durch die Ablenkung eventuell zu lange in der Sauna. Außerdem ist die Lektüre bei unzureichendem Licht, sich wellendem Papier und herabtropfendem Schweiß alles andere als ein Vergnügen.

Die Vorbereitung des Saunabades

Die Dusche vor dem ersten Saunagang dient der Vorreinigung des Körpers. Nach der Dusche sollten Sie sich am ganzen Körper gut abtrocknen, damit das gewünschte Schwitzen im Saunaraum nicht beeinträchtigt wird. Auf der noch feuchten Haut würde sonst schon vorzeitig Verdunstungskälte durch das Duschwasser entstehen. Jeder kennt das vom Frösteln nach einem Bad, wenn das Handtuch nicht gleich zur Stelle ist. Im Saunaraum selbst würde der Körper erst mit einiger Verzögerung mit der Schweißproduktion zur Wärmeabwehr beginnen.

Alkohol in der Sauna

Wenn es um das Thema »Alkohol« in der Sauna geht, dann werden gerne bierselige Geschichten aus Finnland dafür herangezogen, dass ein Bierchen in der Sauna doch nicht schaden könne. Grundsätzlich ist natürlich jeder für seine Gesundheit verantwortlich und muss wissen, was er tut.

Dennoch sind zwei Gefahrenquellen zu nennen, die leider schon zu manchem Zwischenfall geführt haben. Das eine ist die im wahrsten Sinne des Wortes als Schnapsidee zu sehende Fahrlässigkeit, Hochprozentiges für den Saunaaufguss zu verwenden. Wenn der Alkohol auf die heißen Steine gegossen wird, kann er sich leicht entzünden und zu einer Stichflamme führen, die den trockenen Saunaraum in Sekundenschnelle in ein Flammenmeer verwandelt.

Zum anderen stellt Alkohol eine unnötige Zusatzbelastung für den Körper dar, die sich zudem kontraproduktiv zum gewünschten Saunaergebnis – nämlich Entschlackung – verhält.

Falls Sie das Gefühl haben, nicht gut zu schwitzen, so können Sie dies durch zwei einfache Maßnahmen vor dem Betreten des Schwitzraums fördern, die Sie natürlich auch beide gleichzeitig anwenden können. Ein warmes Fußbad oder eine Trockenbürstenmassage steigert über einen natürlichen Reflex die Durchblutung in der gesamten Haut.

Der erste Saunagang

Wer entsprechend vorbereitet den heißen Saunaraum mit seiner gedämpften Beleuchtung betritt, der steigt je nach körperlicher Konstitution auf die mittlere oder höchste Bank, breitet dort sein Bade- oder Saunahandtuch aus und legt sich entspannt hin. Wer ungeübt ist, der kann sich auch in möglichst bequemer Haltung hinsetzen.

Das Handtuch als Unterlage empfiehlt sich, um die von den Holzbänken abstrahlende Wärme zu dämpfen und den eigenen Schweiß vom Kopf bis zu den Füßen aufzufangen. Falls einer ihrer Vorgänger kein Handtuch

Ein altes finnisches Sprichwort lautet: »Wenn Sauna, Schnaps und Teer nicht helfen, führt die Krankheit zum Tode«. Dies ist aber gewiss nicht so zu verstehen, dass man diese drei Wundermittel gleichzeitig einsetzen sollte.

benutzt haben sollte, so könnten auf diesem Weg Bakterien oder andere Krankheitserreger übertragen werden. Ihr Handtuch schützt Sie natürlich auch davor.

Das Aufheizen des Körpers

Diese erste Aufheizphase sollte zwischen acht und zwölf, höchstens jedoch 15 Minuten dauern. Das wichtigste Kriterium für die Verweildauer im Schwitzraum sollte Ihr persönliches Wohlbefinden sein. Es kann, je nach körperlicher und seelischer Verfassung, vorkommen, dass Sie an einem Tag die Hitze länger aushalten und an einem anderen Tag recht bald den Wunsch nach Abkühlung verspüren. Hören Sie also auf sich und Ihren Körper.

Nicht immer nur liegen

In der Sauna verliert man schnell das Zeitgefühl und bleibt je nach Tagesverfassung zu kurz oder zu lang im Schwitzraum. Achten Sie deshalb gleich beim Betreten auf die dort aufgehängte Uhr, bei der es sich in kleineren Saunas oft um eine Sanduhr handelt, die Sie umdrehen müssen.

Damit der Saunagang für den Kreislauf nicht zu belastend wird und auch keine unangenehmen Folgewirkungen entstehen, sollte man auf seine Körperhaltung im Schwitzraum achten. Anfangs ist es sehr bequem und entspannungsfördernd, sich auf seinem Handtuch auszustrecken. Wenn man sich auf den Bauch legt, strahlt die Hitze von der Saunadecke direkt auf den Rücken ab, wo man die Wärme als besonders wohl tuend empfindet. Dort macht sich ihre entspannende Wirkung auf Muskeln und Psyche sofort bemerkbar. Man sollte jedoch nicht die ganze Zeit liegend verbringen. Beim Aufrichten gelangt der Kopf in eine heißere Luftschicht, weshalb es ratsam ist, als Ausgleich die Füße auf die untere Bank zu stellen. In dieser Phase rinnt der Schweiß nun immer intensiver am Körper herab.

Die letzten zwei bis drei Minuten sollten Sie aufrecht sitzend in der Sauna verbringen, damit Ihr Kreislauf sich auf die Bewegung beim Hinausgehen einstellen kann. Wechseln Sie dazu ruhig auf eine der unteren Bänke, wo es etwas kühler ist. Wenn Sie zu plötzlich aufstehen, kann es leicht zu Schwindelgefühlen kommen, weil das Blut in den erweiterten Gefäßen der Beine »versackt« ist.

Die Abkühlungsphase

Durch die Hitze im Schwitzraum ist die Muskulatur des Saunabadenden sehr entspannt. Deshalb sollte man beim Verlassen der Sauna sich ruhig bewegen und nicht von den Bänken in Richtung Ausgang hinunterspringen. Da die Sauna nicht nur ein Heißluftbad ist, sondern als klassisches Wechselbad auf die anregende Wirkung von heißen und kalten Reizen setzt, folgt auf das Schwitzen die Abkühlung.

Die Abkühlungsphase im Anschluss an den Schwitzraum dient dazu, dem Körper die Wärme wieder zu entziehen, die er dort »getankt« hat. Dazu stehen die kalte Außenluft und kaltes Wasser zur Verfügung. Dabei sollte berücksichtigt werden, dass der Körper in der relativ kurzen Zeit von 10 bis 15 Minuten, die für das Abkühlen allgemein veranschlagt werden, an der frischen Luft nicht genügend auskühlen würde.

Wasser ist das geeignete Element, wenn es darum geht, dem Körper die Wärme zu entziehen. Da kaltes Wasser aber auch eine Belastung darstellt, ist es sinnvoll, zunächst in der frischen Luft hin- und herzugehen. Die meisten Saunaanlagen haben inzwischen einen sichtgeschützten Freiluftbezirk, in dem man herumspazieren kann.

Nach dem Schwitzbad tun die ersten Atemzüge an der frischen Luft besonders gut und kühlen über die Lunge das aufgeheizte Körperinnere ab. Atmen Sie aber nicht übertrieben tief durch, weil das zur Hyperventilationstetanie, Einatmungskrämpfen, führen kann. Diese an sich harmlose, aber sehr beunruhigende Erscheinung macht sich durch Kribbeln in den Fingern und Verkrampfungen der Hände bemerkbar.

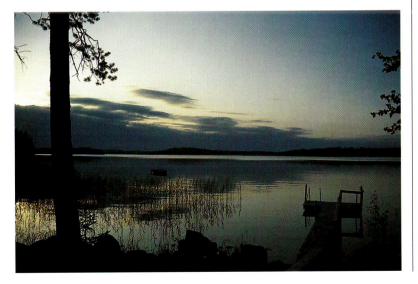

Manche Sauna bietet ein stimmungsvolles Ambiente. Vielleicht lässt der Anblick des kühlen Wassers das Schwitzen erträglicher erscheinen.

Der kalte Abguss

Da hier zu Lande nahe der Sauna meist kein See zur Verfügung steht, muss man sich mit Schlauch, Dusche oder Kaltwasserbecken behelfen. Sie sind in den meisten Saunas vorhanden. Der Schlauch ist die schonendste und am besten zu dosierende Kaltwasserquelle. Fangen Sie mit den Gliedmaßen an, und spülen Sie zum Schluss Rumpf und Kopf ab, so belasten Sie Ihren Kreislauf am wenigsten.

Manche Saunas haben auch Mehrfachduschen, bei denen das kalte Wasser aus mehreren, seitlich angebrachten Düsen auf den Körper spritzt. Sie sind auch gut für die Einstimmung auf das Kaltwasserbecken, das man immer erst benutzen sollte, nachdem man den Schweiß abgespült hat.

Als Faustregel gilt, dass man für das Abkühlen etwa ein Drittel mehr Zeit aufwenden soll als für das Aufheizen. Wenn Sie also zehn Minuten im Schwitzraum waren, sollten Sie sich eine Viertelstunde lang durch frische Luft und kaltes Wasser abkühlen.

Das Kaltwasserbad

Wer nicht unter zu hohem Blutdruck leidet oder wem nicht aus einem anderen gesundheitlichen Grund das Kaltwasserbad untersagt wurde, der sollte es zur Steigerung des Saunaeffekts nützen. Das Kaltwasserbad ist meist nur einen Meter tief, so dass man aufrecht darin stehen kann. Einige Kniebeugen im Wasserbecken reichen, um den Körper bis zum Hals einzutauchen und ihm in kurzer Zeit die Wärme zu entziehen. Länger als 10 bis 20 Sekunden sollte man darin nicht verbringen.

Die Abkühlungsphase ist für das Saunabad von genauso großer Bedeutung wie das Verweilen im Schwitzraum in der Aufheizphase. Denn zahlreiche positive Wirkungen des Saunabades auf die Gesundheit beruhen auf dem Wechselbadeffekt, d. h. auf der relativ kurzen Abfolge von heißen und kalten Reizen auf den Körper. Fußbäder sind deshalb eine gute Unterstützung für die Sauna.

Auch wenn es anfangs Überwindung kostet: Wagen Sie sich gleich unter die kalte Dusche, und versuchen Sie nicht, den Schock mit warmem Wasser abzumildern – der gesundheitliche Effekt der Sauna ist sonst dahin.

Fußbäder

Die Wirkung der Sauna lässt sich erheblich fördern, wenn man während der Abkühlungsphase warme Fußbäder verwendet. Damit wird ein körperlicher Reflex ausgelöst, der in diesem Fall sehr erwünscht ist. Nach dem Aufheizen entzieht das kalte Wasser dem Körper die gespeicherte Wärme über die Hautoberfläche. Das warme Fußbad sorgt nicht nur für die Erweiterung der Blutgefäße und damit eine bessere Durchblutung der Haut an den Füßen, sondern am ganzen Körper.

Diese verstärkte Durchblutung erleichtert den Abtransport der Wärme aus dem Inneren des Körpers, in dem die Temperatur um 1 bis 2 °C angestiegen war, hin zur Hautoberfläche, von wo sie an die Umgebung abgestrahlt wird.

Im Ruhe- und Massageraum

Nach dem Abkühlen im Wasser können Sie in den meisten Saunas einen Ruheraum aufsuchen, in dem Sie noch ein wenig verweilen und entspannen können, bevor Sie den nächsten Gang in den Schwitzraum antreten. Für den Ruheraum empfiehlt sich die Mitnahme eines Bademantels. Meist sind dort Zeitungen oder Zeitschriften ausgelegt, die Sie im Ruheraum besser lesen können als in der Sauna.

Bei manchen Saunas gibt es nach dem letzten Saunagang auch die Möglichkeit, eine Massage in Anspruch zu nehmen. Dies ist in mehrerer Hinsicht empfehlenswert, da die Muskulatur nach der Sauna bekanntlich besonders entspannt und weich ist. Sauna und Massage gehen eine für Ihre Muskeln hervorragende Verbindung ein, deren wohl tuende Wirkung Sie vor allem bei einem Muskelkater oder gar einer Muskelzerrung spüren werden. Auch die Lösung von nervlicher Anspannung kann durch eine sanfte Massage noch vertieft werden. Falls Sie bei der Massage auf der Behandlung mit einem Ihnen besonders angenehmen Öl oder einer anderen Körperpflege bestehen, so sollten Sie diese selbst mitbringen.

Vom richtigen Zeitpunkt des Saunabadens

Aus medizinischer Sicht stellt sich natürlich auch die Frage, zu welcher Tageszeit es am sinnvollsten ist, in die Sauna zu gehen. Dazu ist ein Blick auf den Tagesverlauf der Körpertemperatur nützlich, denn diese bleibt nicht 24 Stunden am Tag konstant. Relativ am kältesten ist sie um etwa

Es ist umstritten, ob man in den Ruhepausen zwischen den einzelnen Saunagängen etwas trinken sollte oder nicht. Am besten hören Sie auf die Stimme Ihres Körpers: Wenn Sie sehr durstig sind, spricht aus gesundheitlicher Sicht nichts dagegen, sich ein Erfrischungsgetränk zwischendurch zu gönnen.

drei Uhr nachts, während sie ihren wärmsten Punkt rund zwölf Stunden später am frühen Nachmittag erreicht. Den ganzen Vormittag wärmt sich der Körper quasi von selbst ein wenig auf. Daher ist der Vormittag für ein Saunabad am günstigsten, weshalb viele Kliniken die Saunabäder zu entsprechender Zeit durchführen.

Für die meisten Berufstätigen kommt natürlich erst der späte Nachmittag oder frühe Abend für den Saunabesuch infrage. Dies beeinträchtigt die Verträglichkeit des Saunabades nicht und bietet zudem zwei Vorteile. Zum einen wird der Erholungseffekt der Sauna nach einem anstrengenden Arbeitstag als besonders wohl tuend empfunden, zum anderen fördert die Beruhigung des Nervensystems auch die Vorbereitung auf einen gesunden Schlaf.

Entspannt auf einer Liege im Ruheraum schläft man leicht ein oder liest sich fest. Geben Sie der Versuchung nicht nach, wenn Sie mehrere Saunagänge machen wollen. Viel länger als zehn Minuten sollten Sie nicht verweilen, damit der Blutdruck nicht allzu sehr absinkt.

Wie viele Saunagänge sollte man machen?

Die Frage hängt nicht nur mit der individuellen körperlichen Konstitution zusammen, sondern auch mit der Häufigkeit des Saunabadens. Wer täglich in die Sauna geht, wie das manche Finnen zu tun pflegen, der sollte es bei einem Saunagang belassen. Wer zweimal pro Woche in die Sauna geht, der kann ruhig noch einen zweiten Gang einlegen, und wer einmal wöchentlich oder seltener sauniert, der darf auch dreimal in den Schwitzraum.

Mehr ist aber nicht zu empfehlen, den wer mehr als dreimal den Schwitzraum aufsucht, der steigert damit nicht die Wirkung, sondern erreicht das Gegenteil, weil er es übertreibt.

Nützliche Utensilien für die Sauna

Utensilien für die Sauna? Da man hier ohnehin die meiste Zeit nackt verbringt, was sollte man schon groß brauchen? Ein paar nützliche Dinge rund ums Saunabad machen den Besuch aber dennoch schöner und helfen auch dabei, die Ansteckung mit Infektionen oder Fußpilz in der öffentlichen Sauna zu vermeiden.

Bei der Ausführung der einzelnen Dinge, ob Handtuch, Badesandalen oder Massagebürsten, können Sie meist von der Billigmarke bis zum Luxusexemplar aus einer Reihe von Angeboten auswählen. Im Vordergrund sollten aber immer Nützlichkeitserwägungen stehen, denn was schön aussieht, ist nicht immer praktisch. Allerdings hält eine teurere Ausführung meist länger, so dass sich die Mehrausgabe im Endeffekt doch lohnt.

Das Handtuch

Wie nützlich ein Handtuch in der Sauna ist, wurde schon weiter vorne besprochen. Dennoch soll an dieser Stelle noch einmal betont werden, dass es in einer öffentlichen Sauna aus Hygienegründen sehr zu empfehlen ist.

Es dient dazu, Ihren Schweiß aufzufangen, wenn Sie auf der Saunaholzbank liegen oder sitzen, damit sich Ihr Nachfolger nicht davon belästigt fühlt. Umgekehrt schützen Sie sich davor, sich auf diese Weise Krankheitserreger einzufangen. Vor allem für Frauen gilt, dass schon so manche Scheidenentzündung oder ein -pilz auf diesem Weg übertragen worden ist. Außerdem wird die Hitze, die auch von den Holzbänken abstrahlt, vom Handtuch abgemildert.

Sinnvollerweise empfiehlt sich aus hygienischen Gründen die Mitnahme von zwei oder drei Handtüchern, da Sie nicht nur ein großes Handtuch für den Schwitzraum benötigen, sondern auch mindestens noch eines zum Abtrocknen für Körper und Haare nach der Dusche und dem Kaltwasserbecken oder dem kalten Aufguss.

Der Bademantel

Für den Ruheraum, in dem Sie sich meist auf einer Bank oder Liege ausstrecken, ist die Mitnahme eines Bademantels sehr zu empfehlen. Er saugt nicht nur eventuellen Restschweiß auf, sondern sorgt auch für ein kuscheliges Gefühl auf der Haut. Naturfasern sind für den Bademantel natürlich zu bevorzugen.

> Nehmen Sie ausreichend Handtücher mit, weil diese durch die vielen Wasseranwendungen und anschließendes Abtrocknen sehr bald durchweicht sind. Das Tuch für den Schwitzraum sollte nicht dazu benutzt werden, um nicht zu viel Feuchtigkeit in die Sauna zu bringen.

> ### Seife und Körperpflegemittel
>
> **Zur Hygiene und Körperreinigung in der Sauna gehört die Dusche vor dem ersten Saunagang. Ein Stück Seife oder ein Duschgel für den Körper und ein Shampoo für die Haare sollten Sie daher ebenfalls in Ihre Tasche packen, bevor Sie sich auf den Weg in das Schwitzbad machen.**

Die Badesandalen

Als Fußbekleidung ist für die Sauna ein Paar abwaschbare Badesandalen sehr geeignet. Wer barfuß vom Ankleide- zum Waschraum, oder vom Schwitzraum zum Waschraum und zurück geht, setzt sich unnötig dem Risiko aus, sich mit Fußpilz oder einer anderen übertragbaren Fußkrankheit anzustecken. Wer davon bereits betroffen ist, der sollte mit Rücksicht auf die anderen Saunabesucher Badesandalen tragen, um die Infektion nicht weiter zu verbreiten.

Da die meisten Sandalen aus Plastik gearbeitet sind, sollte man sie unmittelbar vor oder im Schwitzraum ausziehen. Die Hitze kann Brandblasen verursachen und lässt chemische Farbstoffe sich auflösen, die bei Kontakt mit der Haut sehr schnell in den Körper eindringen können.

Sehr praktisch sind spezielle Saunahandtücher, die schmaler und länger sind als andere Badetücher. Sie passen so auf die Liegebänke, dass man sich zwar ganz darauf ausstrecken kann, aber nichts überhängt und Mitbadende auf unteren Etagen stört.

Der Badequast

Das Quästen wurde schon bei den Besonderheiten der finnischen Sauna beschrieben. Das zu diesem Zweck verwendete, belaubte Zweigbündel war im Mittelalter unter den Namen »Wedel«, »Quast« oder »Koste« weit verbreitet und sollte die Wirkung des Schwitzbades erhöhen. In Finnland ist der »vihta«, wie der klassische Birkenquast in der Landessprache heißt, längst nicht mehr so häufig wie einst, aber in den ländlichen Gebieten durchaus noch anzutreffen.

Die Herstellung solcher Quaste ist eine Wissenschaft für sich, und mancher Finne schwört bis heute auf seine spezielle Anfertigungsmethode. Es muss zwar nicht unbedingt Birke sein, Linde und andere Laubbäume lassen sich ebenso gut verarbeiten, aber es ist immer noch aufgrund des angenehmen Dufts das am häufigsten verwendete Material. Auf dem Land ist folgendes Ritual noch erhalten: Wenn der Frühling rechtzeitig gekommen ist, dann werden die Zweige in der Mittsommernacht gesammelt, sogleich zu Quasten zusammengebunden und getrocknet. Manche salzen ihre Quaste, damit sie die Farbe behalten. In jüngerer Zeit sind einige Finnen sogar auf die Idee gekommen, die Quaste tiefgefroren zu konservieren, um die Blätter frisch zu erhalten. Hier zu Lande kann man nur in der Privatsauna einen Versuch mit dem Quästen wagen; wie zuvor gesagt, ist der Gesundheitswert aber fragwürdig.

Bürsten für die Trockenmassage

Wer das Gefühl hat, schlecht zu schwitzen, dem ist das Abbürsten der Haut mit einer mittelharten Bürste aus Naturfasern zu empfehlen. Praktisch sind Bürsten mit Schlaufe oder Handgriff, da diese nicht so leicht aus der Hand rutschen. Das Trockenbürsten führen Sie entweder im Ankleideraum oder in einem anderen, warmen und belüfteten Raum der Sauna durch. Am besten bürsten Sie sich vor dem ersten Saunagang, während Ihre Füße in einem warmen Fußbad stehen. Denn beides fördert die Erweiterung der Blutgefäße und somit das Schwitzen.
Im Schwitzraum selbst ist davon abzuraten, weil Aktivität in der Sauna belastend und somit kontraproduktiv ist. In den meisten öffentlichen Saunas ist es ohnehin nicht gestattet, um andere Saunagäste nicht zu stören.

Die abschließende Massage und Hautpflege

Die Sauna sorgt bekanntlich für die Entspannung der Muskeln und macht sie weich. Deshalb ist die Zeit nach der Sauna ideal für eine Hautmassage. Dafür kann man ein Massageöl verwenden, das die Wirkung der Massage unterstützt und gleichzeitig die Haut pflegt. Tips dafür finden Sie im folgenden Kapitel. Wenn keine Gelegenheit zur Massage besteht, dann können Sie sich selbst mit einer entsprechenden Hautcreme einreiben, die Ihre Haut nach dem Saunabesuch pflegt.

Die Bürstenmassage durchwärmt den ganzen Körper und ist eine gute Vorbereitung auf das Saunabad. Wenden Sie sie immer vor der Dusche an, weil feuchte Haut aufgeweicht ist und dann von den Borsten zu sehr gereizt wird. Bei einer Neigung zu Besenreisern sollten Sie die betroffenen Körperpartien aussparen.

Duft und Pflege im und nach dem Saunabad

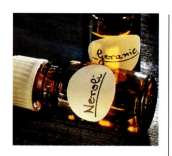

Ätherische Öle intensivieren die körperpflegende Wirkung eines Saunabades.

Was dem Körper zusätzlich hilft

Haut- und Schönheitspflege ist einer der Hauptgründe, den regelmäßige Saunabesucher für ihren Gang ins Schwitzbad angeben. Die positiven Wirkungen der Sauna auf die Haut kann man noch steigern und zu einem angenehmen Erlebnis für alle Sinne abrunden durch wohlriechende Aufgüsse und sorgfältige Gesichts- und Körperpflege danach. Die Mußestunden, die ein Saunabesuch nun mal erfordert, bieten eine gute Gelegenheit, sich die Extraportion Pflege zu gönnen, für die sonst doch nie Zeit ist. Duftende Massageöle und Pflegetips für Haut und Haare sorgen dafür, dass man Ihnen nach dem Saunabad ansieht, wie gut Sie sich fühlen.

Ätherische Öle in der Sauna

Ein natürliches, unverfälschtes ätherisches Öl kann je nach Sorte sehr teuer sein. Besonders zur Gewinnung von Blütenölen sind oft gewaltige Mengen der Pflanze nötig, um nur ein kleines Fläschchen zu erhalten. Die Duftstoffe sind empfindlich gegen Licht-, Luft- und Wärmeeinwirkung, deshalb soll man sie kühl und dunkel aufbewahren.

Mit ätherischen Ölen, die je nach Sorte aus den verschiedenen Pflanzenbestandteilen gewonnen werden, kann man den entspannenden und entgiftenden Effekt der Sauna fördern. Dazu steht eine erstaunliche Vielfalt an Ölen mit den unterschiedlichsten Wirkungen zur Verfügung. Für den Aufguss beginnen Sie beim ersten Saunagang mit drei Tropfen pro Schöpfkelle Wasser. Beim zweiten und ggf. dritten Saunagang können Sie die Menge auf vier bzw. fünf Tropfen steigern. An dieser Stelle muss noch einmal darauf hingewiesen werden, dass ätherische Öle nie unverdünnt auf den Ofenstein gegossen werden dürfen. Sie würden sich entzünden und eine Stichflamme auslösen, die das trockene Saunaholz explosionsartig in Brand setzen könnte. Im Folgenden wird eine Reihe von ätherischen Ölen vorgestellt, die sich besonders gut für die Sauna eignen.

Aromen aus Hölzern und Früchten

Neroliöl

Grundlage des Neroliöls ist die Bitterorange, im Volksmund Pomeranze genannt, die ihren Ursprung in China hat. Heute ist die Bitterorange auch in Nordafrika und auf Sizilien anzutreffen. Das Öl hat einen süßen, leicht euphorisierenden Duft und wird aus den Blüten der Pflanze destilliert. Seine Wirkung auf den Körper ist beruhigend und entkrampfend, entspannend und stimmungsaufhellend für die Seele.

Anwendung von Neroliöl
- Schlaflosigkeit und nervöse Kopfschmerzen
- Depressive Verstimmungen und Angstzustände
- Nervös bedingte Verdauungsstörungen
- Trockene und empfindliche Haut, Hautpflege allgemein

Zedernholzöl

Das Zedernholzöl ist vermutlich das erste ätherische Öl, das man aus Pflanzen gewann und war schon im alten Ägypten bekannt. Das Öl wird heute vor allem zur Parfümherstellung verwendet und aus Holzabfällen destilliert.

Achten Sie beim Kauf von Zedernholzöl darauf, dass es sich um echtes Zedernholzöl und nicht um das artverwandte Koniferenöl handelt. Letzterem werden aufgrund seines Thujongehaltes negative Auswirkungen auf das Zentralnervensystem und den Schwangerschaftsverlauf nachgesagt.

Das holzig-warm duftende Öl der Zeder wirkt auch Insekten abwehrend. Deshalb verwendet man es gern im Duftkissen gegen Motten im Kleiderschrank.

Anwendung von Zedernholzöl
- Atemwegserkrankungen
- Harnwegserkrankungen
- Bluthochdruck
- Angstzustände, Depressionen, Nervosität, Schlafstörungen
- Hautausschläge, Akne, unreine Haut
- Wechseljahrebeschwerden, Geburtsvorbereitung, Geburt

Eukalyptusöl

Der Eukalyptusbaum war schon für die australischen Ureinwohner ein Allzweckmittel gegen zahlreiche Beschwerden. Sein gelbfarbenes Öl, das aus den Blättern gewonnen wird, hat einen unverwechselbaren Geruch und wirkt antiseptisch. Eukalyptusöl sollten Sie wegen seiner starken Wirkung nicht bei Kindern unter sechs Jahren verwenden.

Anwendung von Eukalyptusöl
- Erkrankungen der Atemwege
- Rheumatische Erkrankungen, Muskelschmerzen
- Hautunreinheiten, Akne
- Trägheit, Antriebsschwäche

> Das von Hustenbonbons wohl bekannte Eukalyptusaroma wirkt krampf- und schleimlösend, wenn es verdünnt als Aufguss inhaliert wird. Auf sensibler Haut kann es manchmal Reizungen verursachen, deshalb sollte man es besonders sparsam dosieren.

Myrtenöl

Die Myrte ist in vielen verschiedenen Mythologien das Symbol für Reinheit und Schönheit. Ursprünglich aus dem Norden Afrikas stammend, fand sie ihren Weg über Griechen und Römer auch nach Deutschland. Das gelblich grüne Öl wird aus den blühenden Zweigspitzen gewonnen und wirkt entkrampfend, schleimlösend, antibakteriell und anregend.

Anwendung von Myrtenöl
- Erkrankungen der Atemwege
- Harnwegsinfektionen
- Wechseljahrebeschwerden
- Akne, fettige und entzündete Haut, Hautpflege allgemein
- Depressionen, Angstzustände, seelische Anspannung

Cajeputöl

Im alten China und auf den Molukken, einer Inselgruppe, die zu Indonesien gehört, wird das Cajeputöl seit Jahrhunderten verwendet. Die Holländer, die Indonesien einst kolonisierten, brachten das Öl, dessen

Name sich von »weißes Holz« ableitet, im 17. Jahrhundert nach Europa. Es ist dem Myrtenöl verwandt, wird aus den Blättern destilliert und hat eine stark antiseptische, schmerzlindernde und muskelentspannende Wirkung. Kinder vertragen dieses Öl übrigens sehr gut.

Anwendung von Cajeputöl
- Schmerzhafte Nervenentzündungen
- Muskelschmerzen
- Atemwegserkrankungen (Bronchitis)

Zitronenöl

China ist die Heimat der Zitrone, wo sie schon seit rund 3000 Jahren angebaut wird. Über Kleinasien gelangte sie vor 2400 Jahren nach Griechenland, von wo sie sich schnell im ganzen Mittelmeerraum ausbreitete. Das Zitronenöl, das aus den Schalen kaltgepresst wird, wirkt desinfizierend und entzündungshemmend. Auf die Seele hat es eine anregende, auf den Geist eine konzentrationsfördernde Wirkung.

Anwendung von Zitronenöl
- Vorbeugung gegen Erkältungen
- Magengeschwüre
- Hautausschläge, fettige Haut und Haare
- Rheumatische Beschwerden, Gicht
- Depressionen, Konzentrationsschwierigkeiten

Bergamotteöl

Die Bergamotte ist eine Zitrusfrucht, die aus der Kreuzung von Bitterorange und Zitrone entstand und nicht essbar ist. Bekannt wurde sie vor allem durch den Earl-Grey-Tee, dem sie seine unverwechselbare Note verleiht.
Bergamotteöl wird durch Kaltpressung der Schalen gewonnen und hat einen süßen, leicht orientalisch anmutenden Duft.

Bergamotteöl war früher häufig Bestandteil von Eau de Cologne und anderen Duftwässern. Heute wird es dazu nicht mehr verwendet, weil es unter Sonneneinwirkung Hautallergien auslösen kann. Verdampft als Aufguss braucht man dies aber nicht zu befürchten.

Duft und Pflege im und nach dem Saunabad

Anwendung von Bergamotteöl
- Verdauungsstörungen, Blähungen, Appetitlosigkeit
- Atemwegserkrankungen
- Hautentzündungen und -unreinheiten, Akne
- Angstzustände, Stress, Nervosität
- Schlaflosigkeit

Orangenöl

Zitrusöle sollte man auch bei kühler Aufbewahrung nicht länger als höchstens ein Jahr benutzen, weil sie leichter verderben als andere ätherische Öle.

Der Name »Chinaapfel«, der früher in Europa für die Orange verwendet wurde, verrät die Heimat dieser Zitrusfrucht. Von dort hat sie längst auch andere Teile der Welt, vor allem die Mittelmeerregion, erobert, wo sie auf großen Flächen für den Export angebaut wird.

Das Orangenöl, das einen wunderbar frischen und fruchtigen Duft verbreitet, erhält man durch die Kaltpressung der Schalen. Das Öl wirkt anregend auf die inneren Organe und beruhigend und erheiternd auf ein angespanntes Gemüt.

Anwendung von Orangenöl
- Verdauungsschwäche, Blähungen
- Nieren- und Blasenleiden
- Schlecht durchblutete Haut, Zellulite
- Traurigkeit, Ängste, Nervosität

Öle aus Grapefruit, Limette und Mandarine

Neben den ausführlicher dargestellten Ölen der Zitrone, Bergamotte und Orange sollen auch andere Zitrusöle vorgestellt werden. Dazu zählen die Öle von Grapefruit, Limette und Mandarine.

Sie werden alle durch Kaltpressung der Schalen gewonnen und verbreiten einen frischen, fruchtigen, spritzigen bis exotischen Duft. Für alle Zitrusöle gilt, dass, wenn Sie sie selbst aus den Schalen pressen wollen, Sie unbedingt Früchte aus biologischem Anbau wählen sollten, da sich in den Schalen die Schadstoffe sammeln.

Anwendung von Zitrusölen
- Atemwegserkrankungen (Grapefruitöl)
- Schlafstörungen (Mandarinenöl)
- Konzentrationsschwierigkeiten (Limettenöl)

Nadelöle

Zu der Familie der Nadelöle gehören die verschiedenen Sorten von Fichten und Kiefern, wie die Douglastanne und die Latschen-, Zirbel- und Meerkiefer. Sie stammen aus Sibirien und Europa, wo sie bis heute weit verbreitet sind. Sie sind schon seit langem in der Volksheilkunde bekannt für ihre gute Wirkung auf die Atemwege. Die Nadelöle werden durch Wasserdampfdestillation der Zweigspitzen gewonnen. Ihr frischer und würziger Duft wirkt schleimlösend, reinigend und entkrampfend.

Anwendung von Nadelölen
- Atemwegsbeschwerden
- Schnupfen

Ätherische Öle lassen sich vielseitig anwenden: zur Parfümierung der Raumluft in Potpourris oder Duftlampen, als Badezusatz mit anderen pflegenden Ölen vermischt, zur Inhalation oder als Zusatz für ein Massageöl. In jedem Fall genügen einige wenige Tropfen.

Vorschlag für eine Saunamischung

Zutaten: 5 Tropfen Pfefferminzöl, 5 Tropfen Eukalyptusöl, 5 Tropfen Zedernholzöl, 5 Tropfen Myrtenöl, 10 Tropfen Zitronenöl

Verarbeitung: Mischen Sie die Öle in einem kleinen Fläschchen gut durch.

Anwendung: Geben Sie 3 Tropfen der Grundmischung oder 3 bis 5 Tropfen eines der Saunaöle in die Kelle für das Aufgusswasser.
Für den ersten Gang nehmen Sie 3 Tropfen, für den zweiten Gang 4 Tropfen und für einen eventuellen dritten Gang können Sie auch 5 Tropfen verwenden. Eine stärkere Dosierung ist aufgrund der hohen Konzentration der Öle und ihrer besonderen Wirkungsweise in der Sauna nicht zu empfehlen.

Sanft pflegende Massageöle

Nichts wirkt so entspannungsfördernd und Verkrampfungen lösen wie eine Massage nach der Sauna. Um auch gleichzeitig die Haut weich und zart zu pflegen, sollten Sie dazu ein besonders mildes und hautfreundliches Öl benutzen. Es hilft dabei, das durch die Wasseranwendungen in der Abkühlungsphase verlorene Hautfett zu ersetzen und die Feuchtigkeit in der Oberfläche der Epidermis zu speichern. Statt eines fertigen Massageöls kann man sehr gut eines der folgenden, wertvollen pflanzlichen Öle als Grundlage benutzen, denen Sie mit ein paar Tropfen Ihres bevorzugten ätherischen Öls eine persönliche Duftnote geben. Sie erhalten die Öle in naturreiner, möglichst kaltgepresster Form, in Apotheken, Reformhäusern oder Naturkosmetikläden.

Wer unter trockener Haut oder Allergien leidet, benutzt zur Reinigung unter der Dusche am besten milde Syndets. Sehr empfehlenswert sind auch in der Apotheke erhältliche, wasserlösliche Duschöle, die eine sehr gut rückfettende Wirkung haben.

Die pflanzlichen Schönmacher

Die Öle sollten in einer dunklen Flasche und nicht länger als etwa ein halbes Jahr aufbewahrt werden, kaufen Sie daher nicht zu große Mengen.

- **Süßes Mandelöl:** Dieses Öl wird leicht von der Haut aufgenommen und lässt sich aufgrund seiner Dünnflüssigkeit gut verteilen. Es ist sehr hautverträglich und besonders für die trockene Haut gut geeignet.
- **Sesamöl:** Das sehr gehaltvolle Öl ist pflegend für alle Hauttypen. Gemischt mit Karottenöl soll es die Elastizität der Haut bewahren und ist dann besonders geeignet für reife oder müde Haut nach Krankheiten oder gewichtsreduzierenden Diäten.
- **Weizenkeimöl:** Dieses wertvolle Öl ist sehr fett und dickflüssig und wird daher meist mit leichteren Ölen vermischt. Es enthält viel Vitamin E und ist eine ausgezeichnete Pflege für die ältere, zu Falten neigende Haut.
- **Avocadoöl:** Das dickflüssige Öl hat ebenfalls einen sehr hohen Vitamingehalt und löst fast nie allergische Reaktionen aus. Es zieht gut ein und ist besonders für die empfindliche, zu Rötungen und Schuppungen neigende Haut zu empfehlen.
- **Kokosöl:** Das vitamin- und mineralstoffreiche Öl ist cremig und schmilzt erst auf der Haut. Es hat eine leicht kühlende Wirkung.

Vertieft die Entspannung

Mehr streicheln als kneten

Leider bietet nicht jede Sauna eine professionelle Massage an. Sie können aber auch sich selbst oder Ihrem Partner diese Wohltat zukommen lassen, nur sollten Sie dabei sanft und schonend verfahren. Grundsätzlich gilt für eine selbst durchgeführte Massage: Immer bei den Gliedmaßen beginnen, dann den Rücken massieren und nur sehr vorsichtig Brust und Bauch behandeln. Kreisende Bewegungen mit den Fingerspitzen oder Streichen mit der ganzen Handfläche sind für Laien empfehlenswerter als kräftiges Kneten oder Klopfen.

Nicht massieren darf man bei Hautekzemen oder Krampfadern. Im letzteren Fall ist es wohl tuend, die hochgelagerten Beine mit beiden Handflächen in Aufwärtsrichtung sanft auszustreichen und so den Rückfluss aus den gestauten Venen zu erleichtern.

Mit Seide massieren wie die Inder

Diese Reibemassage ist eine Ganzkörperbehandlung, die aus dem Ayurveda, einer Sammlung indischen Heilwissens, stammt. Sie wird mit Handschuhen aus Rohseide durchgeführt, die sie in jeder guten Apotheke bekommen. Diese Anwendung wirkt stoffwechsel- und kreislaufanregend und stimuliert das Bindegewebe auf sanfte Weise. Sie leitet zudem Giftstoffe aus dem Körper und ist somit eine gute Fortsetzung.

- Generell sollten Sie an Ober- und Unterschenkeln sowie den Armen lange Bürstenstriche von oben nach unten und wieder zurück durchführen, an den Gelenken hingegen kreisende Bewegungen.
- Beginnen Sie am Nacken, und bürsten Sie von dort über die Schultern und die Arme nach unten.
- Fahren Sie anschließend an der Brust fort. Sparen Sie dabei den Herzbereich und die Brüste aus. Massieren Sie nur oberhalb der Brüste in langen, horizontalen Strichen und unterhalb davon zweimal horizontal und diagonal.
- Dann massieren Sie die Hüften mit kreisförmigen Bewegungen.
- Zum Schluss fahren Sie mit langen Strichen von oben nach unten und wieder zurück über die Ober-, Unterschenkel und Füße sowie mit kreisenden Bewegungen über die Kniegelenke und Knöchel.

Von Kopf bis Fuß gepflegt

Nicht für jeden Typ ist ein Öl die richtige Wahl, um die Haut nach der Sauna rückzufetten. Wer ohnehin eher zu einer Überproduktion der Talgdrüsen oder Hautunreinheiten neigt, wählt besser eine leichte Körperlotion. Wenn man auch im Sommer saunabadet, kann eine Ölmassage eventuell zu einem Hitzestau und Nachschwitzen führen. Erfrischender wirkt dann ein kühlendes Gel oder eine hautstraffende Apfelessigmassage. Verdünnen Sie dazu einen Esslöffel Apfelessig mit etwa einer Tasse Wasser, und reiben Sie den Körper mit dieser Lotion ab. Lassen Sie die Flüssigkeit an der Luft trocknen – der Geruch verfliegt sofort.

Keine gute Kombination ist das Solarium oder Sonnenbad direkt nach der Sauna. Die Haut ist für einige Stunden lichtempfindlicher als zuvor, weil die Hornschicht durch das Schwitzbad vorübergehend etwas dünner wurde.

Für den Teint nach der Sauna

Besonders wohl tuend ist eine Gesichtspackung nach dem Schwitzbad. Die Haut ist gut durchblutet, die Poren sind geöffnet und aufnahmebereit für pflegende Wirkstoffe. Natürlich eignen sich die folgenden Rezepte am besten, wenn man daheim oder unter Freunden sauniert, denn nicht jeder möchte sich in Gesellschaft von Unbekannten mit einer Maske oder Packung sehen lassen.

- Unkompliziert und sehr nährend für die reife oder abgespannt wirkende Haut ist eine Mischung aus einem Eigelb, einem Teelöffel Olivenöl und einem Teelöffel naturreinem Karottensaft. Verrühren Sie die Zutaten, und tragen Sie die Paste auf Gesicht und Hals auf. Die Augenregion sollten Sie dabei aussparen. Nach einer halben Stunde waschen Sie die Packung ab und tragen eine Pflegecreme auf.
- Wenn Sie die Augenpartie zusätzlich erfrischen wollen, können Sie zwei kurz in kochendes Wasser getauchte, ausgedrückte und abgekühlte Pfefferminzteebeutel auf die geschlossenen Lider legen.
- Hautberuhigend bei Rötungen wirkt eine Packung aus zwei Esslöffeln Quark, einem Esslöffel Bienenhonig und einem Teelöffel Mandelöl. Bevor Sie die Zutaten miteinander verrühren, müssen Sie den Honig leicht erwärmen. Lassen Sie die Packung ebenfalls eine halbe Stunde unter Aussparung der Augenumgebung einwirken, bevor Sie sie abwaschen.

Die Wärmewirkung nutzen

Wie die Sauna Glanz ins Haar bringt

Schon während des Aufenthalts im Schwitzraum können Sie etwas gegen mattes, strapaziertes Haar mit gespaltenen Spitzen tun. Eine Ölkur macht strohige Schöpfe wieder weich und glänzend und schont vor austrocknender Hitze. Vermischen Sie je nach Haarlänge drei bis fünf Esslöffel Weizenkeim-, Klettenwurzel- oder Rizinusöl mit dem Saft einer Zitrone. Massieren Sie die Packung sanft in die Haare, und lassen Sie sie während des Saunagangs einwirken. Legen Sie dabei ein Handtuch unter Ihren Kopf, um die Holzbank nicht zu beschmutzen. Waschen Sie zum Schluss die Mischung mit einem milden Shampoo aus.

Pediküre ist leichter nach der Sauna

Die Füße sind oft die Stiefkinder bei der Körperpflege. Nach der Wärme und den Wasseranwendungen des Saunabads sind verhornte Stellen aufgeweicht und lassen sich gut mit Bimsstein abrubbeln. Auch die häufig verdickten Nägel lassen sich jetzt leichter schneiden. Die Nagelhäutchen sollten Sie mit einem flachen Holzstäbchen vorsichtig zurückschieben.

Um auch letzte Reste von Schweiß oder einer Ölpackung aus den Haaren zu bekommen, können Sie zum Abschluss der Wäsche eine saure Spülung machen. Geben Sie dazu den Saft einer halben Zitrone oder einen Esslöffel Apfelessig auf etwa einen Liter Wasser.

Idealerweise führt man die Pediküre nach einem Saunabad durch, da durch die warme Luft und die Wasseranwendungen verhornte Stellen aufgeweicht sind.

So bauen Sie Ihre eigene Sauna

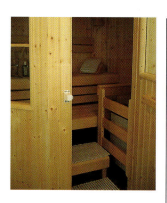

Bauen Sie sich Ihre eigene Sauna – Sie können das Baden dann individueller gestalten.

Was Sie zum Saunabau alles brauchen

Das Saunabad in den eigenen vier Wänden ist schon lange kein unerfüllbarer Traum mehr für Saunafreunde. In Deutschland haben ihn inzwischen rund eine Million Hausbesitzer verwirklicht. Der Markt boomt nach wie vor, und inzwischen hat der Laie Probleme, den Überblick über die vielfältigen Angebote der zahlreichen Hersteller zu behalten. An dieser Stelle soll Ihnen gezeigt werden, was Sie zum Saunabau im Eigenheim brauchen und was Sie dabei beachten müssen.

Das Ziel des Saunabaus

Die Vorteile einer eigenen Sauna sind verführerisch: keine zeitraubenden Anfahrtswege, die gewahrte Intimsphäre, die auf die persönlichen Maßstäbe zugeschnittenen hygienischen Verhältnisse, die Unabhängigkeit von festgelegten Öffnungszeiten u. v. m.. In einer Mietwohnung ist dies jedoch nur sehr selten zu verwirklichen, obwohl es vorkommt, dass Mieter eine Sauna als Gemeinschaftsprojekt bauen. Wenn Sie den Einbau einer Sauna in Ihr Haus planen, müssen Sie immer daran denken, dass die Sauna nicht nur aus dem eigentlichen Schwitzraum besteht, sondern dass Sie auch Räumlichkeiten oder Gelegenheiten für das Umziehen und ggf. für die Massage sowie die Abkühlungsphase brauchen. Sanitäre Einrichtungen in der Nähe sind ebenfalls von Vorteil.

Da für die Abkühlung an der frischen Luft und im Wasser im Gegensatz zu Finnland in den seltensten Fällen ein See zur Verfügung steht, müssen Sie also den Platz für einen kalten Abguss oder ein kleines Kaltwasserbecken einplanen. Gerade der Anschluss eines Kaltwasserschlauchs sollte aber in der Regel leicht zu bewerkstelligen sein.

Prüfen Sie sorgfältig verschiedene Angebote, bevor Sie sich für den Einbau einer bestimmten Sauna entscheiden. Die Preis- und Qualitätsangebote der zahlreichen Hersteller unterscheiden sich oft beträchtlich. Wo Sie sich informieren können, erfahren Sie auf Seite 94.

Ungestört zu Hause schwitzen

Platz für die Abkühlphase einplanen

Vor dem Sprung ins kalte Wasser ist die Abkühlung an der frischen Luft zu empfehlen, da dies günstiger für die Atemwege und die Haut ist. Ein Platz am offenen Fenster sollte nur im Notfall verwendet werden, denn nach dem Aufenthalt im Schwitzraum sollte man wegen eventueller Kreislaufprobleme nicht stehen, sondern die Gelegenheit zum Umhergehen an der frischen Luft oder zum Sitzen und Ruhen haben. Da man auch beim Freiluftbad unbekleidet bleibt, sollte ein Sichtschutz zu Nachbarn oder Straße hin vorhanden sein.

Wenn Sie die Möglichkeit dazu haben, sollten Sie bei den Sitzplätzen ein Fußbad integrieren, da dies die Wirkung der Sauna verbessert. Ein in den Boden eingelassenes Becken, das mit warmem Wasser aufgefüllt werden kann, ist völlig ausreichend. Zur Not kann man natürlich auch improvisieren und eine kleine Wanne oder das Duschbecken benutzen.

Auch bei einer kleinen Familie sollten Sie die Saunakabine nicht zu winzig planen. Sie fühlen sich sonst leicht beengt darin. Außerdem spricht sich Ihre neue Errungenschaft schnell unter den Freunden herum, und vielleicht machen Sie ab und zu wie die Finnen ein geselliges Vergnügen aus Ihrem Schwitzbad.

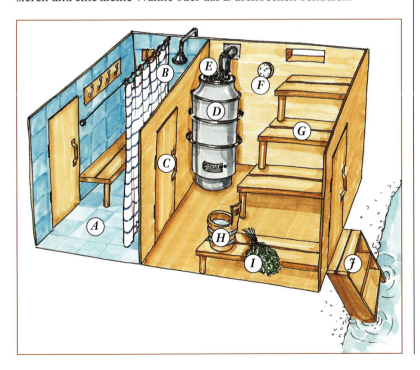

A – Umkleideraum
B – Dusche (nicht immer vorhanden)
C – Tür zum Schwitzraum
D – Ofen
E – Heiße Steine
F – Thermometer
G – Pritschenhöhen für verschiedene Temperaturen
H – Wasserbottich
I – Birkenrutenbüschel
J – Stiege ins Wasser

Was tun, wenn kein Freiluftbad möglich ist?

Oft finden sich beim Einbau der Sauna ins Dachgeschoss gute Möglichkeiten, einen vor fremden Einblicken geschützten Frischluftraum einzurichten. Vielleicht bietet sich sogar eine Dachterrasse oder Loggia dafür an.

Für den Fall, dass mangels Garten oder Sichtschutz kein Freiluftbad möglich ist, muss man sich eben mit einer Alternative behelfen, die im Haus integriert ist. Auf eine Außenbelüftung kann dabei aber auf keinen Fall verzichtet werden. Der Raum sollte groß genug sein, um ein paar Schritte darin auf und ab zu gehen, weil dem Kreislauf beim Abkühlen leichte Bewegung besser tut, als zu sitzen oder zu liegen.

Für das Fenster nehmen Sie Milchglas oder einen rasterartigen Sichtschutz, der Sie vor neugierigen Blicken bewahrt. Im Raum selbst sollten keine Wasseranschlüsse installiert sein, damit keine unnötige Luftfeuchtigkeit entsteht. Denn die trockene Außenluft ist für die Atemwege am besten geeignet, da sie die Verdunstungskühlung auf den Schleimhäuten fördert.

Auf eine Heizung sollte im improvisierten Freiluftbadraum ebenfalls verzichtet werden. Selbst wenn es im Winter kühl sein mag, so ist dies für Ihre Atemwege das beste Klima, und Erkältungsgefahr besteht absolut nicht, wie die Finnen, die sich nach der Sauna sogar im Schnee wälzen, deutlich beweisen.

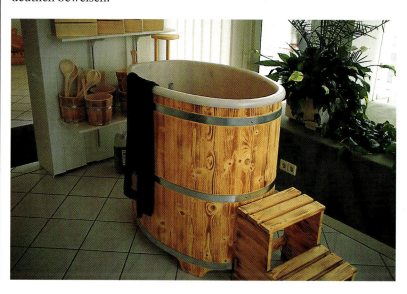

Nicht jeder hat seinen eigenen See – ein Bottich tut es aber auch.

Den Raumbedarf prüfen

Was Sie für die Minimalsauna brauchen

Fassen wir das bisher Gesagte noch einmal kurz zusammen, dann brauchen Sie für Ihre Heimsauna also drei voneinander getrennte Räume. Dabei gehen wir davon aus, dass Sie anderweitig in Ihrem Haus Sanitäreinrichtungen haben und dass Sie unbekleidet Ihre Saunaräume aufsuchen können.
Um die Wirkung der Sauna zu steigern, sollten Sie dabei bereits vorher warm geduscht und sich gründlich abgetrocknet haben.

Wenn Sie über eine Freiluftbadgelegenheit verfügen, dann brauchen Sie folglich neben dem Schwitzraum nur noch einen Raum für die Kaltwasseranwendungen und die Fußbäder. Für den Fall, dass diese Möglichkeit nicht besteht, benötigen Sie neben den zwei gerade genannten Räumen noch einen Raum zum Abkühlen an der Luft, der über ein Fenster verfügen muss.

Was Sie für die Abkühlung mit Wasser brauchen

Der Abkühlung an der frischen Luft folgt die wirkungsvollere, da mehr Wärme entziehende, mit kaltem Wasser. Eine gefliese Ecke mit einem Kaltwasseranschluss und einer Abflussmöglichkeit sollte leicht zu verwirklichen sein. Sie sollte auch dann eingebaut werden, wenn Sie Platz für ein Kaltwasserbecken haben, denn dieses sollte man nur geduscht benutzen, damit der Schweiß nicht erst im Becken abgewaschen wird. Da sich die Wirkung der Sauna erhöht, wenn Sie der Kaltwasseranwendung ein warmes Fußbad folgen lassen, sollten Sie, sofern die Möglichkeit besteht, eine Ecke mit Sitzgelegenheit und Fußbadewanne einrichten.
Die Anlagen für die Abkühlung mit Wasser und ggf. für Fußbäder sollten sich aus den oben genannten Gründen, wenn keine Möglichkeit für ein vorheriges Freiluftbad besteht, nicht im selben Raum befinden, den sie für die Frischluftzufuhr vorgesehen haben.

Bedenken Sie bei der Berechnung der Kosten für Ihre Heimsauna, dass Installations- und Fliesenlegearbeiten oft mehr Geld verschlingen als der Einbau der eigentlichen Saunakabine. Holen Sie rechtzeitig Voranschläge für diese Handwerkerarbeiten ein, und versuchen Sie, ein etwa vorhandenes zweites Bad oder einen gefliesten Hausarbeitsraum gleich mit einzubeziehen.

Entscheidend – die richtige Planung

Wohin mit der Sauna?

Wenn Sie an den Bau einer Heimsauna denken, dann stellt sich zuallererst die Frage nach dem Standort. Dieser sollte so gewählt werden, dass er eine möglichst angenehme Atmosphäre für das Saunabad bietet. Sofern Sie über einen ausreichend großen Garten verfügen, können Sie es wie die Finnen halten und sich ein kleines Blockhaus mit den entsprechenden Einrichtungen aufstellen. Wenn Ihr Garten auch noch sichtgeschützt ist, dann haben Sie alle Voraussetzungen für ein perfektes Saunabad.

Für die meisten Hausbesitzer kommt jedoch der Einbau der Sauna im Keller infrage, weil dort am ehesten Platz ist. Obwohl nahe liegend, ist es ungünstig, die Sauna in ein eventuell vorhandenes Schwimmbad zu integrieren. Dort ist die Luft zu warm und vor allem zu feucht, und man könnte nur mit unverhältnismäßig hohem Aufwand die verschiedenen Klimazonen trennen. Besser geeignet ist ein Raum im Dachgeschoss, der natürlich Wasseranschlüsse haben muss. Auch hier gilt dann die Devise: Denken Sie beim Einbau immer an den Ablauf des Saunabades und ordnen Sie die Einrichtungen entsprechend an.

Wenn die Sauna Platz im Keller hat, kann man in der Regel die Kosten für Wasser- und Stromanschlüsse niedrig halten. Meist sind nur kurze Strecken zu den bereits vorhandenen Einrichtungen neu zu verlegen.

Von der richtigen Größe der Saunakabine

Wer sich für eine Heimsauna entscheidet, der sollte bei der Planung im Hinblick auf die Größe bedenken, dass eine Sauna eine Anschaffung ist, die über lange Jahre Freude bereitet und die daher nach längerfristigen Kriterien eingerichtet werden sollte. Denn die eigene Familie wächst bisweilen schneller, als beim Bau der Heimsauna geahnt.

Für die Saunakabine rechnet man pro Benutzer ungefähr einen Quadratmeter, so dass für vier Erwachsene eine Saunakabine von zwei mal zwei Meter, also vier Quadratmeter, eingeplant werden sollte. Für die Deckenhöhe sollten bei zwei verschieden hohen Bankreihen mindestens zwei Meter veranschlagt werden, wobei zwischen oberer Bank und Decke ein Meter liegen sollte.

Die Abfolge des Bads beachten

Wie groß ist der gesamte Raumbedarf?

Je nachdem wie luxuriös Ihre Sauna werden soll, müssen Sie entsprechend Platz einplanen. Da nach oben kaum Grenzen gesetzt sind, wollen wir die Frage umgekehrt angehen und den Mindestbedarf pro gleichzeitig die Sauna benutzender Person feststellen. Dies richtet sich natürlich auch danach, auf welche Einrichtungen Sie eventuell verzichten können.

Neben der eigentlichen Saunakabine, für die pro Person ein Quadratmeter gerechnet wird, brauchen Sie je einen Quadratmeter für den Umkleide-, Reinigungs- und Abkühlraum und eventuell für den Ruhe- und Freiluftbadraum. Pro Person müssen Sie also mit vier bis sechs Quadratmeter rechnen, entsprechend weniger werden es, wenn Sie auf den Umkleideraum verzichten können und die Möglichkeit für ein Freiluftbad im Garten haben.

Bei einer für vier Personen konzipierten Heimsauna sollten Sie also zwischen 16 und 24 Quadratmeter einplanen. Da es Markenhersteller für Heimsaunas gibt, die diese den jeweiligen Platzverhältnissen in Ihrem Haus optimal anpassen können, sollte es kein Problem sein, ein geeignetes Modell zu finden oder sich maßschneidern zu lassen.

Die Einrichtungsdetails Ihrer Sauna sollen natürlich eine angenehme, entspannte Atmosphäre schaffen. Übertreiben Sie aber nicht bei der Ausgestaltung, damit das Prinzip des Schwitzbades von Einfachheit und Funktionalität erhalten bleibt.

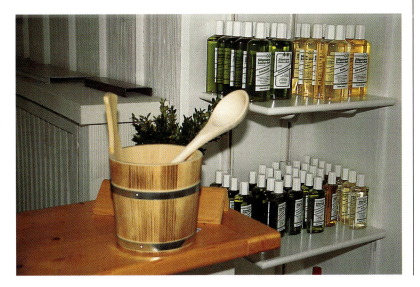

Variationen beim Saunabaden – beliebt sind Aufgüsse mit verschiedenen verdünnten ätherischen Ölen. Die höhere Luftfeuchtigkeit ist belastender für den Kreislauf und sollte nur nach Absprache mit den Mitbadenden durchgeführt werden.

Von der Zuordnung der Räume

Beim Bau der Sauna sollten Sie darauf achten, dass die einzelnen Funktionsräume so zueinander angelegt werden, dass Sie einen vernünftigen Ablauf des Schwitzbads ermöglichen. Dafür sollte etwa der Weg von der Saunakabine zum Freiluftbad (sofern vorhanden) nur kurz sein. Der Ausgang ins Freie und die Gelegenheit für den Eingang in den Saunatrakt sind die zwei wesentlichen Eckpunkte, die über die Anordnung der Räume entscheiden. Dabei sollte sowohl gesundheitlichen Erwägungen zuliebe als auch aus Gründen der Platzersparnis auf überflüssige Gänge verzichtet werden. Wenn Sie in Ihrer Heimsauna auch einen Umkleideraum und einen Dusch- und Sanitärraum einrichten, so sollten diese beiden Räume nebeneinander liegen und dem eigentlichen Schwitzraum sowie dem Abkühlraum vorangehen. Das warme Duschen erfolgt vor dem Gang in die Sauna, daher wäre eine andere Anordnung unpraktisch. Der Duschraum kann natürlich auch gleichzeitig für den Kaltwasseranschluss oder das Kaltwasserbecken genutzt werden.

Gute Isolation spart Kosten

Für die Ausstattung der eigentlichen Saunakabine gilt es, die darin herrschenden Temperatur- und Luftfeuchtigkeitsbedingungen beim Bau zu berücksichtigen. Die Temperatur an der Decke kann bis auf gut 100 °C steigen! Um unnötige Heizkosten zu sparen und eine ungewollte Wärmeabstrahlung beispielsweise in den Abkühlraum zu vermeiden, sollten die Wände entsprechend dick und isoliert sein. Nur selten noch bestehen die Außenwände der Saunakabine aus Massivholz. Es ist dann eine Mindeststärke von zehn Zentimetern erforderlich, außerdem können durch die Nachtrocknung des Holzes bei den hohen Temperaturen in der Sauna Risse und Fugen entstehen, die die heiße Luft nach außen entweichen lassen. Besser ist ein Paneel mit anschließender Isolierschicht wie im nächsten Kapitel beschrieben. Sehr wichtig ist auch die Art der Belüftung, die sich nach der Größe der Sauna richtet. Je kleiner die Saunakabine ist, desto besser muss der Luftaustausch funktionieren.

Sehr schön und zünftig ist ein großer Holzzuber als Tauchbecken. Allerdings sind solche Bottiche nicht gerade billig. Für ältere Saunafreunde ist ein eingelassenes Wasserbecken günstiger, das man nicht erst mit einer Leiter erklimmen muss.